JN041232

看護管理
まなびラボ
BOOKS

コーチングマインドを極めると,マネジメントがもっと楽しくなる

勝原 裕美子

山之上 雄一

著者略歴

勝原裕美子（かつはらゆみこ）

オフィスKATSUHARA代表。上尾中央総合病院顧問。ヒーローズサポート株式会社認定コーチ。聖路加看護大学卒業。神戸大学大学院経営学研究科博士後期課程修了。博士（経営学）。国立循環器病研究センター病院，兵庫県立大学看護学部を経て，聖隷浜松病院副院長兼総看護部長。2016年12月から現職。キャリア支援，組織倫理，組織変革などを専門に講演活動や研修講師，コーチングを行っている。また，学びほぐしの場として勝原私塾を開催。マネジメントが楽しめる人の育成に努めている。

山之上雄一（やまのうえゆういち）

ヒーローズサポート株式会社代表取締役。メンタルコーチ/公認心理師。会社員時代にスタッフのマネジメントに悩み，「どうすれば個人と組織が最大限のパフォーマンスを発揮できるのか」を探求。アドラー心理学をはじめ，さまざまなスキルを統合したコーチングや研修で，プロのアスリートや経営者，起業家，医療従事者などを幅広くサポート。また，コーチの育成にも注力している。

《看護管理まなびラボBOOKS》
コーチングマインドを極めると，
マネジメントがもっと楽しくなる

発　行　2023年9月1日　第1版第1刷©

著　者　勝原裕美子・山之上雄一

発行者　株式会社　医学書院

　　　　代表取締役　金原　俊
　　　　〒113-8719　東京都文京区本郷1-28-23
　　　　電話　03-3817-5600（社内案内）

印刷・製本　三美印刷

本書の複製権・翻訳権・上映権・譲渡権・貸与権・公衆送信権（送信可能化権を含む）は株式会社医学書院が保有します．

ISBN978-4-260-05269-6

本書を無断で複製する行為（複写，スキャン，デジタルデータ化など）は，「私的使用のための複製」など著作権法上の限られた例外を除き禁じられています．大学，病院，診療所，企業などにおいて，業務上使用する目的（診療，研究活動を含む）で上記の行為を行うことは，その使用範囲が内部的であっても，私的使用には該当せず，違法です．また私的使用に該当する場合であっても，代行業者等の第三者に依頼して上記の行為を行うことは違法となります．

JCOPY　〈出版者著作権管理機構　委託出版物〉
本書の無断複製は著作権法上での例外を除き禁じられています．複製される場合は，そのつど事前に，出版者著作権管理機構（電話 03-5244-5088，FAX 03-5244-5089，info@jcopy.or.jp）の許諾を得てください．

　あれは，まだ看護部長職に就いていた2014年の秋のことでした。当時，看護の質を最高のものにするためにマグネット施設認証を目指していました。そのサポートをお願いしていたアメリカ人のコンサルタントに悩みを聞いてもらっていた時に，彼女がこう言ったのです。「コーチングは受けているのか？」と。もしかしたら，「なぜ裕美子には，コーチがいないの？」と聞かれたのかもしれません。

　いずれにしても，そう聞かれて，コーチという存在が身近にいないという意味の返事をしました。すると，彼女は，結構な驚きをもって「アメリカでは，裕美子くらいのエグゼクティブだったらコーチをつけているのは当然だし，一般的な管理者もコーチングは日常的に利用しているわよ」と言いました。それは，私にとってかなり衝撃的なアナウンスでした。

　その後，病院を離れましたが，その言葉はずっと心に残っていました。医療現場の管理者が，コーチングを当たり前のように受けている世界ってどんな感じだろうか。ちょっとした悩みでも，寄り添って聞いてくれるコーチのような第三者がいるっていいだろうなあ。そんなことを思いました。しかし，それまでコーチという仕事をしている人に出会ったことがありませんでしたし，ましてや，日常的にコーチングを利用している管理者にお目にかかったことはありませんでした。つまり，コーチングを受けること自体が，少なくとも医療現場において一般的ではなかったのです。

　それなら，まず私がコーチングを勉強して，できるようになってみようじゃないかと思いました。そう思っていたら，本当に"引き寄せ"というのがあるもので，ある会合で共著者の山之上雄一さんと出会いました。「僕はコーチです」という自己紹介を聞き，初めて見る本物の"コーチ"に感激しました。そして，彼の関わっていた平本あきお氏の主宰するコーチングスクール（当時は，「現場変革リーダー養成コース」と呼んでいました）を卒業した後，立て続けに山之上さん自身が主宰するコーチン

グスクールにも通い，愚直に言われたことを実践して知識とスキルを身につけていきました。同時に，自分自身もコーチングを積極的に受けるようにしました。そのことで，私の中にあった過去のマイナス経験(マイナスだと思っていた認知)の数々が，かけがえのない経験に置き換わっていきました。また，勝原私塾の構想をはじめとする未来展望ももちやすくなりました。

いったん身につけると，コンビニの店員さんやタクシーの運転手さんなどにもコーチング的な関わり方で接するようになります。すると，毎日が気持ち良く過ごせていることに気づきます。また，仕事先の病院や勝原私塾で，グループコーチングや個別コーチングをどんどん取り入れることで，関わった人たちの笑顔が増える経験をするようになりました。今は，プロコーチとしてクライアントさんに寄り添うことも行っています。

ここまでが，私とコーチングの出会いです。それでは，なぜ本書を刊行しようと思ったのか。私は自分がコーチングを実践する中で，目の前の人の憑き物が落ちる瞬間や，表情が明るくなる瞬間をたくさん見てきました。しかし，あくまでも私が関わった人たちだけです。もしも，私が教えてもらったこの考え方を，現場の管理者が少しでも使うことができれば，その人自身も，その周囲の人たちも，より幸せになると確信したのです。

そのため，まずは雑誌『看護管理』にコーチングの実際を知ってもらうための連載をしました(2020年1月号〜2021年5月号)。そして，学会でコーチングに関するワークショップ等を何度か行いました。いずれも好評でした。ということは，現場の管理者たちの興味をひいているということです。

もっと，コーチングを広めるためにはどうすればよいのか。結局，それが出版という形でした。その際，山之上さんと話し合って，連載とは全く別の視点で書き下ろすということを決めました。それは，読者がみ

んなコーチという仕事に就くわけではないから，コーチになるための本ではなくて，“コーチング的な関わり”ができるようになる本にしようということでした。本書では，それを「コーチングマインド」と表現しています。

　コーチングマインドとは，「相手を人生の主人公だと尊重し，その人には課題を克服する力があると信じて関わる**姿勢**」です。とてもシンプルな表現ですよね。でも，実際には，相手が不愉快な人だったり，失敗ばかりする人だったりすると，そう簡単に尊重したり信じたりということが難しくなります。そう思う人にこそ，本書を手に取ってほしいと思っています。

　本書では，いろいろなキャラクターの管理者が登場します。ちょっと言いすぎてしまう人，逆に遠慮してしまう人など。もしかしたら，あなたのキャラに近い人もいるかもしれませんね。それでも大丈夫。みなさん，コーチングマインドを意識することで，変わっていけることを，本書を通して“山原さん”がお伝えします。最後には，みんなで山原さんになりましょう。

　本書で扱うさまざまな考え方やメソッドの多くは，アドラー心理学をベースに人生変革やコミュニケーションスキルを提供し続けている平本あきおさんに依拠しています。彼との出会いは，山之上さんや私の人生を変えました。その学びを多くの読者に届けることで恩送りになればと願っています。

　2023 年 8 月

　　　　　　　　　　　　　　　　　　　　　　　　　勝原裕美子

目次

装丁・デザイン　hozdesign
イラスト　ナカムラヒロユキ

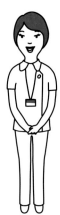

山原明子
やまはらあきこ
看護部長

医療・看護の世界で数々の変革を手がけた敏腕管理者。転居を機に白壁病院の看護部長に。マネジメントに行き詰まりを感じた際に薬にもすがる思いで学んだコーチングが転機となり，そんなコーチングを知ってもらいたいと研修を企画。「般若」と呼ばれていた過去も。

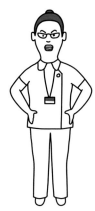

大越響子
おおこしきょうこ
副看護部長

正義のためには上層部にも見境なく噛みつくことから「狂犬」と恐れられる副看護部長。看護師，スタッフを守る姿に彼女を慕うスタッフも。山原のコーチングを受け，自身のマネジメント観が揺らいでいく。

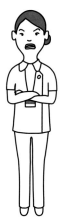

碇 熱子
いかりあつこ
看護師長

「全ては患者のために」がモットーの責任感の強い看護師長。病院と部下との板挟みで疲弊した心と身体に喝を入れ，日々，マネジメントを続ける。「閉塞感の漂う組織を変えてくれるかも…」と山原に淡い期待を寄せる。

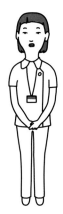

音無礼子
おとなしれいこ
看護師長

あまり社交的ではなく，表情の乏しさから「能面」と呼ばれることも。師長に向いてないと思いながら看護師長を続けてきたが，コーチング研修を経て音無自身も病棟スタッフも大きく成長していく。

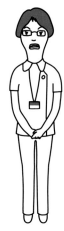

羽下恵理子
はねしたえりこ
看護師長

いつも前向きでモチベーションの高い看護師長。パワフルな彼女について行きたいスタッフがいる一方で，周囲に威圧感を与える言動から距離を置く人も。

周囲を楽しませる人と
嫌な気持ちにさせる人

　ここは，真菰市に位置する総合病院。10年ほど前に改装した際，外壁の白さが今まで以上に際立つようになった。市町村合併で真菰市に統合される前は，白上市だったこともあり，正式名称はあるものの地域住民からは白壁病院と親しみを込めて呼ばれている。

　歴代の院長は，地域に根づいた医療を地道に展開してきた。そのため，大きな利益を得ることはないが，大きな損失を被ることもなく経営を続けてきた。医師不足や看護師不足が叫ばれる時も，潤沢とはいえないが，困り果てることはない程度のギリギリの人員を維持してきている。

　このような中，看護部門のトップを6年間勤めてきた看護部長は，定年退職を数か月後に控えていた。看護部長の気がかりは後任選びだった。

　「このままのやり方で，悪くはない。でも，何か大きな環境の変化が訪れた時に，今のままで大丈夫だろうか。スタッフも管理者も『忙しくて疲れている』と口ぐせのように言う。自分としては精一杯やってきたけれど，その路線を踏襲してもらうというよりは，これまでとは全く違うタイプの看護部長が後任になる方が良いのではないだろうか。」

　院長に相談したところ，「僕も面接させてもらうけれど，候補者選びは任

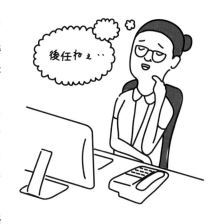

後任ねぇ…

せるよ」ということだった。

　そう言われても、これといったあてがなく、困った看護部長は、研修で知り合った他病院の管理者や、臨地実習に来ている大学の先生に相談してみた。

　その時に、名前が挙がったのが、山原明子さんという人物だった。

　山原さんは、某有名病院で看護部長を務め、いろいろな変革を手がけてきたという。年齢的には50代に入ったばかりで定年を10年近く残しているが、家庭の事情で、来年、家族が住む真菰市の隣の市に戻ってくるらしい。

　ダメ元で連絡をとったら、「白壁病院なら車で30分だし、かつては家族ぐるみでお世話になった病院だから」と就任を快諾してくれた。

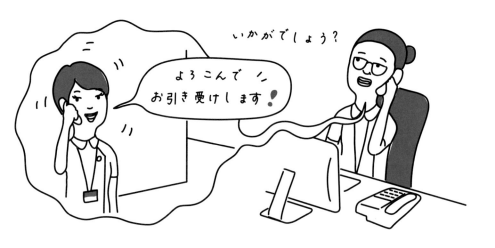

　看護部長は山原さんの返事に肩の荷が下りると同時に、彼女がどんな管理をするのか側で見てみたいという気もしたが、「いやいや、全て一任しよう」、そう決めて申し送りの書類の整理や部屋の片付けのためのスケジュールを立てることにした。

さて，ここからは山原さんが看護部の人たちに関わっていくことで，病院がどんどん変わっていく様子を紹介しよう。

▽▲

（山原看護部長）

　3月29日までは前病院の仕事があり，引っ越しやら引き継ぎやらでバタバタした。

　あと2日。4月1日からは白壁病院の看護部長だ。

　一度お会いしただけだけれど，院長も気さくな方だし，事務長も「何でも聞いてください」と言ってくれて，穏やかな感じがした。

　さて，今の自分に一番大事なこと。

　それは，4月1日を最高の状態で迎えること。

　そのために，3月31日の午後は，予定を入れずにいよう。ゆっくり過ごして，美味しい食事をとって，ゆったりお風呂に入って，たっぷり寝よう。

　もう一度，自分に言い聞かす。

「一番大事なことは，自分を良い状態にしておくこと。」

▽▲

4月1日

　出勤前。

　鏡の前で，口角を上げてみる。

　これは，朝の日課。というか，気がついたらやるようにしている。

　口角を上げているのと，そうでないのとでは，相手に与える印象が全然違う。意識しないと，ついつい表情が硬くなるから，意識的に表情をつくる。それを繰り返していると，習慣化する。美容にも良いと，有名美容評論家も言っていた。

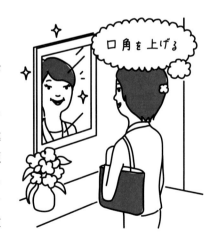

口角を上げる

　これをやるようになったら，眼差しも柔らかくなったような気がする。口

角を上げながら怖い顔をするのは難しいから，きっとそうだろうと思っている。

さて，出勤。

患者さんなのか職員なのかわからないけれど，病院の前ですれ違う人たちには，「おはようございます」。

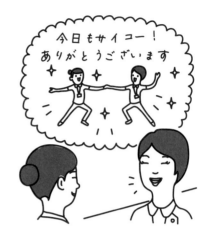

当然の挨拶なんだけれど，私は心の中で，おはようございますのあとに，「今日もあなたに出会えてサイコー！の1日です。ありがとうございまーす」ってつぶやいている。

そしたら，本当に最高の気分になる。相手が，挨拶を返してくれるかどうかは関係ない。それを期待しているわけじゃない。**私のサイコー！は，私がつくるだけ。**そういうもんでしょ。

▼▲

（碇看護師長）

今日も1日が始まる。そう思うと心が重くなる。慌ただしい業務で疲れが蓄積した体，思うように動かない部下たち，病院と部下との板挟みで疲弊した心。とはいえ，責任感に突き動かされ，精一杯，自分に喝を入れて病棟に入っていく。それが，看護師長である碇熱子（いかりあつこ）の毎日である。全ては患者のために。少しでも良い看護を届けること，それが使命だから。

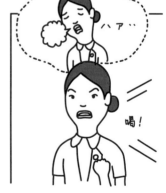

今日は，新しい看護部長が来る日。

新しい看護部長ってどんな人なのか？

噂では，組織変革で有名な人らしい。「この閉塞感の漂う組織を変えてく

れるのか？」，そんな期待と「この病院は変わらない。期待するだけ無駄だ」という思いが，碇の中で入り混じっていた。

看護師長たちの中でも，「自分たちを苦しみから救ってくれるかも？」といった希望と，「いたずらに現場をかき回されたくない」という拒否感のような意見が飛び交っていた。いずれにせよ，組織変革の数々は噂に聞いている。医療，看護の世界でこれほどの変革を起こしてきた人物なのだから，どれほど厳しい人なのだろうか。碇はその姿を想像しただけで，身が引き締まった。

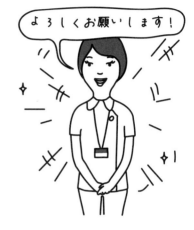

院長からの紹介で前に出てきた看護部長。あら？ 思ったより柔らかい笑顔で温かい雰囲気だ。

山原 「山原です。これから皆さんと一緒に，大好きな白上，あっ，真菰市の幸せに貢献していきたいです。よろしくお願いします！」

山原看護部長の第一声は，まるで新人のようにフレッシュで直球の挨拶であった。

▼▲▼▲▼

（碇看護師長）

山原看護部長が就任して3週間。相変わらず，碇は重い身体と心を奮い立たせていた。来る日も来る日もベッドコントロールと会議の連続。スタッフは仏頂面で，粛々とタスクをこなすだけ。そこに新人のローテーション研修が入ってくる。そんな日常を半ば諦めながらも，事故のないようにマネジメントを続ける日々が続いていた。

給湯室を通りがかった際に病棟のスタッフたちが噂話をしていた。
「今度の部長はすごくいい感じで，なんだか元気をもらえるよね！」

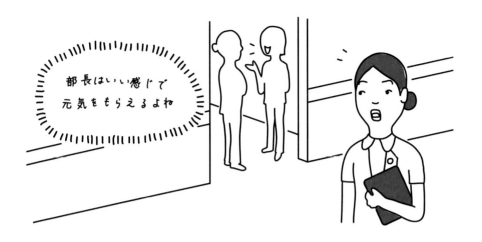

部長はいい感じで
元気をもらえるよね

　碇は，何代か前の上司のことを思い出しながらスタッフの話を聞いていた。その人は，スタッフには受けがいいが，看護師長，管理者には別の顔をもち，気に入らない看護師長には嫌味な言い方をして不愉快な気持ちにさせるのが得意な人だった。だから，「どうせ最初だけでしょ。周りはだませても自分だけはだまされないわ」と，碇の表情は硬かった。

　ある日，碇が，病棟をラウンドしている時，廊下から明るい声が聞こえてきた。山原看護部長とスタッフたちが何か話している。ほんの数分ではあるが，いつも険しい顔をしているスタッフまで，見たことのないような明るい表情になっていた。
　別の日に，病棟を歩いていると，病室から笑い声が聞こえてきた。気むずかしくて手を焼いていた患者が，山原看護部長と楽しそうに話をしているのだ。
　「あの患者さんが，あんなに笑顔で話をしている姿を見たことがない」と碇は，驚いた。
　一体，山原看護部長はどんな手を使っているのか？

▽▲▽▲▽

　そんなある日，碇は，1日の仕事を終え，病院の近くのスーパーに惣菜を買うために立ち寄った。いつものルーティンだ。割引になった惣菜をカゴに

入れ，レジに向かっている時に，聞いたことのある声が耳に入ってきた。

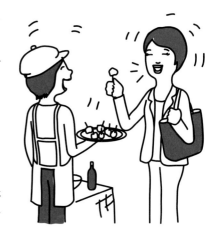

　棚の影から声の方を覗くと，山原看護部長の姿があった。試食をすすめる販売員と何やら盛り上がっているのである。知り合いというわけでもなさそうだ。何がそんなに楽しいのだろうか。

　山原が立ち去るのを確認してから，碇も販売員から試食をしてみたが，味はそこそこだった。販売員の接客や会話が，特段上手なわけでもない。ましてや，その販売員と会話がはずむこともなかった。

　病院での山原は，新しく着任したという新鮮さもあり明るさが目立つが，病院を離れてもどうやら同じ調子らしい。「山原部長の周りにはいつも笑顔がある。なぜだか，周りの人が元気になっている。一体，何をしてるんだろう…。」　スーパーから家に帰る途中，碇はずっと考えていた。「私も何かすれば，あんなふうにできるようになるのだろうか…。」

　翌日，いつものように病棟に向かう途中，清掃スタッフが向こうから笑顔で歩いてきた。「何かいいことがあったのかな？」　碇は一瞬そう思ったが，声をかけることもなく通り過ぎた。

▼▲▼▲▼

　午後になり，提出物を届けに看護部長室に入ろうとした時のことだった。副看護部長の大越響子が看護部長室から泣きながら出てきたのに遭遇したのだ。

　「とんでもないものを見てしまった。」

　自分の正義のためには，上層部にも見境なく噛みついていくことから，「狂犬」と恐れられている，あの大越が泣いていたのである。

　「もしかしたら，新しい部長は，大越副部長をもねじ伏せる強大な圧力系

マネジメントをするのかもしれない。」

　碇の全身は硬直し，恐怖に震えた。そして，先ほどまで，山原看護部長に
何らかの希望をいだいていた自分を戒めた。

　「危うくだまされるところだった。期待するだけ無駄。もう二度と理想は
描かないって決めたんだもの。」　碇は，過去の経験を思い出し，そう固く
誓った。

▼▲▼▲▼

　翌朝，病棟に回覧が回ってきた。

働くみんながハッピーになる！
「コーチング研修開催！」
講師　山原明子

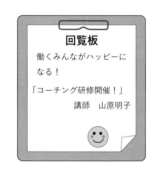

山原看護部長が講師で研修を開催する…。し
かも，"みんながハッピーになる"って…。碇
は，これ以上業務を抱えたくないという気持ち
と，もしかすると，行き詰まっている現状を変
えられるのではないかという期待に揺れ動いた。昨日，自分を戒めたばかり
だったのに，やはり期待は残っていた。

▼▲▼▲▼

　その日の夕方，碇は主任の真中からの申し出で，面談を行うことになって
いた。真中から数日前に申し出があったのだ。碇が面談室に入ると，緊張し
た様子の真中がすでに座っていた。

　「どうしたの？」と碇が問いかけるが，しばらく沈黙が続いた。

　やがて，真中が重い口を開いた。

　「辞めたいです。」

　それは碇が最も聞きたくない言葉だった。今年に入って３人目の離職希望
者である。特に，仕事にも真面目に取り組み，能力も高い主任の真中に辞め

られると，どう現場を回していいのか想像するだけで恐ろしい。

　不安な気持ちをぐっとこらえて碇は続けた。

「どうして？」

　真中は，泣きながら，でも意を決した表情で言った。

「碇師長にはお世話になっています。でもここでは，やりたい看護ができないからです。この数年，ずっと苦しかったんです。すみません。」

　特に真中のことは，目にかけているつもりだった碇にとって，晴天の霹靂^{へきれき}だった。怒りの感情を押し殺すことで精一杯で，それ以上は深く理由を聞くことができなかった。

「やりたい看護ができないってどういうこと？　この数年？　いつでも相談できたんじゃないの？　辞める理由を私のせいにして逃げてるだけじゃないの？」，そんな言葉がぐるぐる頭の中を回り続けた。やがて，前看護部長に過去に言われた言葉が頭をよぎった。

「あなたはマネジメントができていない。」

　それ以来，碇は，自分自身の存在を否定されているような気持ちを抱えながら仕事をしてきた。それでも頑張ってきたのだ。いつまでこの苦しみに耐えながらマネジメントを続けないといけないのか。看護師長になってからは，看護の喜びよりも，人を育てる苦しみの方が強かった。

「私はこんなことでつらい思いをするために看護師になったんじゃない。」

　碇は，ポケットの中に入れていた研修のチラシを握りしめながら，山原看護部長とスタッフたちの笑顔を思い出した。コーチング研修に参加するか否か。参加しない方が楽だと思った。自分に向き合う覚悟はないし，時間もとられる。でも参加しなかったら，今のまま何も変わらないことはわかっていた。自分自身を否定し続ける毎日。楽しくない仕事。それが繰り返されるなら…。もう一度，看護も仕事も楽しいって思えるのなら…。

　意外と葛藤する時間は長くなかった。次に顔を上げた時，碇は参加を決めていた。

ジェームズ＝ランゲ説

　1880 年代，アメリカの心理学者ウィリアム・ジェームズやデンマークの心理学者カール・ランゲは，「何らかの出来事には，まず体が反応し，それが意識化されることで感情が生まれる」という考え方を発表しました。

　普通，私たちは，悲しいから泣く，楽しいから笑うと思いがちですが，ジェームズやランゲは「泣くからますます悲しくなる」「笑うからますます楽しくなる」と考えたのです。

　山原さんの日常も，楽しいことばかりではありません。だから，意図的に自分を楽しい状態にするために，口角を上げてみるのです（▶3 ページ）。皆さんも試してみてください。口角を上げながら，怒りや悲しみを感じるのは難しいはずです。また，眉間にしわを寄せながら楽しいことを考えようとしても，なかなかうまくいかないのではないでしょうか。

第1章

コーチングと出会う

Key Points

コーチングとティーチング／アドラー心理学

　コーチング研修の当日，碇看護師長は不安と希望が入り混じった気持ちで会場に入った。すでに，他の病棟の看護師長や主任が集まりざわざわとおしゃべりをしていた。その中に，先日，泣きながら看護部長室から出てきた大越副看護部長の姿もあった。

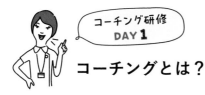

コーチング研修
DAY 1

コーチングとは？

山原「皆さん，ベッドがいっぱいで忙しかったですね。本当によく頑張ってくれて助かりました。今日も疲れている中，こうして研修に参加してくれてありがとうございます。」

　そう言いながら，山原看護部長が少し頭を下げた。

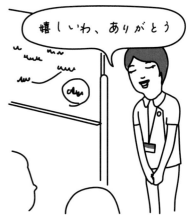

嬉しいわ、ありがとう

　碇は，驚いた。今までの看護部長は，業務時間の内外にかかわらず，研修には参加して当然というスタンスだった。碇自身も，スタッフに対して，そういうスタンスで臨んでいたから，上司からねぎらいや感謝の言葉が出てくるとは思いも

しなかったのだ。

▼▲▽▲▽

　一呼吸おいて，山原が語り出した。

[山原]「少し，私自身の話をしてみようと思います。私は師長になった当初，みんなが気持ちよく働けるチームにしたいと希望に溢れていました。でも，管理業務に追われ，やってもやっても終わらない日々が続き，気持ちの余裕もなくなっていきました。そのうえ，思いどおりに動いてくれない部下や，部下同士のトラブルに悩みました。

　　上司に相談しても，『それを何とかするのが師長の仕事では』とダメ出しされ，誰にも相談できなくて，本当に苦しくて。話せるとしても，師長仲間とは愚痴の言い合いでした。

　　たとえ愚痴でも，聞いてもらうと一時は楽になりました。でも，現実は何も良くならない。自分を奮い立たせながら，部下に舐められてはいけないと厳しく指導をし，まあ，軍隊式のようなマネジメントをしていたのです。

　　そんなある日，上司に呼び出されて，スタッフみんなから不満が出ていると厳しい口調で告げられました。看護の現場を任されている責任もあり，手を抜くことなく一生懸命にやっていました。でも，たしかに離職者も多くて，スタッフに笑顔なんてありませんでした。

　　そんなことがあって，『私は，師長の器ではない。師長を辞めよう』と思い，次の職を探していました。そんな時に，学生時代の友人から，コーチングというものの存在を聞かされました。よくわからないけれど今の私にはこれしかないと，藁にもすがる思いでコーチングを学びました。そして，学んだことを現場で実践したら，少しずつだけど病棟の雰囲気が変わり，部下が主体的に動き出したんです。あんなにつらかったマネジメントが楽になっていきました。一緒に働くスタッフたちもいきいきしだして，いつの間にか，みんなが気持ちよく働けるチームになっていました。もっと早くにコーチングを知っていたら仕事への向き合い方とか，スタッフへの接し方が違っていただろうなと思いました。

コーチングって，面接室で悩みの相談に1対1で乗ってもらうこと，っていうイメージがあるかもしれないですね。でも，わざわざコーチングをするというよりは，普段のコミュニケーションのあり方，自分のあり方がコーチング的であること，それをコーチングマインドって呼ぶんだけど，それが大事だと思っています。

皆さんもいろいろ悩みながら仕事をしていると思います。それを少しでも良い方向にもっていく1つの方法として，コーチングを知ってもらえたらと思い，この研修を企画したのです。」

いるだけで周りの人が笑顔になる山原看護部長の過去を聞きながら，この人にもこんなに苦しい時期があったのかと衝撃を受けるとともに，「もしかしたら，私も変われるのかもしれない」と，不安よりも体の中から湧き上がってくる希望の方が強くなっていることを碇は感じていた。

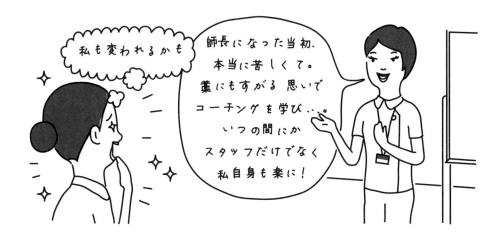

山原「それでは，今回は初回ですので，コーチングとはどういうものなのかについてお伝えすることにしましょう。」

コーチングとティーチングの違い

　皆さんが，部下の指導や人を育てる際に慣れ親しんでいるコミュニケーションは，**ティーチング**の要素が大きいのではないでしょうか？　ティーチングとは，教えることです。「AさんがBさんに新しい知識や技術，考え方などを教える」「ないところに与える」というようなことです。教える側と教わる側との間には，指導する，質問する，確認するなどのやり取りによるコミュニケーションが生まれます。

　その一方で，**コーチング**とは，「Bさんが過去の経験から学んだ自分にあったやり方（成功パターン），価値観，信念，思考や感情，そして，その人の想いや願いなど，すでにあるものをAさんが引き出す」というコミュニケーションです（表1-1）。

　相手が本来もっている能力やモチベーションを引き出すコミュニケーションを身につけることで，その人が自らの可能性を発揮するお手伝いができるようになります。また，管理者がコーチングを身につけるとスタッフ各人の能力やモチベーションを引き出すことから，結果的に**チームビルディング**にも役立ちます。

　コーチングとは，クライアント（関わる相手）が，**本当に望む未来を実現するために，その人がもっている力を最大限に発揮することを援助するコミュニケーション**です。そのことが，結果として，周囲の人や組織にも有益なことをも

表1-1　ティーチングとコーチングの違い

	ティーチング	コーチング
目的	新しい知識や技術，考え方などを教える	その人がもっている力を最大限に発揮できるよう援助する
コミュニケーションスタイル	指導したり教授したりして，ないところに与えるように関わる	すでに相手の中にあるものを引き出すように関わる
使うと効果的な状況	不慣れなことを行う時や，初めての事を習う時など	自己理解を深める時や自己決定の時

たらすのです。

　コーチングは，ダイエットを成功させるとか，資格試験の合格など，目標達成をサポートするためのものだと思われがちです。もちろん，目標達成のサポートもコーチングの一部です。では，明確な目標がない人のことは，コーチングでサポートできないのでしょうか？　そんなことはありません。

　コーチングには，①目的を発見する，②目標を実現する，③問題を解決する，という大きく分けると3つの力があります。

目的を発見する

　仕事には通常，何のためにこの仕事をするのか？　という目的があります。そもそも目的に関して考えたことがない場合や，本当の目的を当の本人が気づいていない場合などがあります。その時に，目的を一緒に考えたり見つけたりすることは，コーチがサポートできることです。

　仕事以外では，例えば，朝のランニングが続かないという相談があったとしましょう。何のためにランニングするのかと問えば，体重を落とすため，ストレス解消のため，生活にメリハリをつけるためなど，人によって目的は様々です。そこからさらに，なぜ体重を落としたいのか，何のためにストレス解消をしたいのか，生活にメリハリをつけてどうなりたいのかなどと問うことで，真の目的が見えてきます。

　意外と人は手段(ランニングする)の出来不出来に目を奪われていて，自分でも本当の目的に気づいていないというのは，よくあることです。

目標を実現する

　目的が見つかったら，そこに向かうまでの中間地点や節目のポイントを確認します。それが当面の目標となります。

　コーチングでは，その目標を実現するために，計画を立てたり，具体的なアクションプランを考えます。また，行動を振り返り，次の行動をブラッシュアップするサポートをします。

1回のコーチングでは，計画を立てるだけで終わるかもしれません。コーチングを継続的にあるいは定期的に行うことができれば，このように目標までのプロセスを伴走することができます。

問題を解決する

現状（現在）から，理想の状態（未来）に向かう中では，一筋縄ではいかないことがたくさんあります。例えば，人間関係がうまくいっていない，自信がなくて動けない，やりたいけど怖くて悶々としているなどです。そのようなクライアントに起きている問題や悩みに対応し，解決するサポートをします。

また，あっちに行きたいのはわかっているけれど，そうできない，あるいはそうならない何かがある時，その状態を軌道修正することもコーチの大切な役割です。

つまり，**コーチングとは，クライアント（関わる相手）が本当に望む未来を見つけ，その未来を実現するために問題を解決しながら，行動を続け成長するプロセスをサポート**することです（図1-1）。

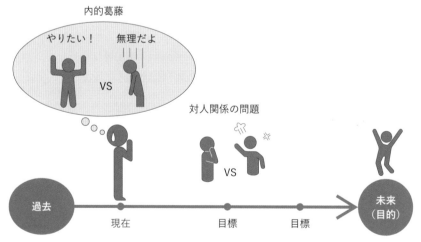

図1-1 クライアントが本当に望む未来に向かって成長するプロセスをサポートする

ここで１つ考えたいのです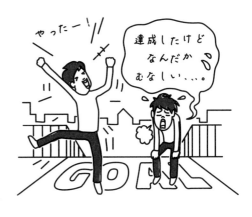が，クライアントが目標を達成するだけで良いのか？ ということです。目標を達成することは素晴らしいことです。ところが，目標を達成しても，喜びもなく，もっとやらなきゃと追い立てられていたり，焦燥感や自分は１人ぼっちだという孤独感を感じていたとしたらどうでしょうか。

　目標を達成するためにコーチがやる気や行動を引き出した結果，クライアントが余計につらくなってしまったら，それは適切なサポートとはいえません。大事なことは，**クライアントがその目標を達成することと，クライアントの幸福感の両方が満たされていること**なのです。

▽▲▽▲▽

山原「ここまでの説明を聞いて，『私の知っているコーチングとは少し違うな』と思った人もいるかもしれませんね。コーチングを提供しているコーチや，トレーニング機関により，コーチングの定義や，コーチングを下支えしている思想が異なることがあります。

　　　私の研修で使うコーチングとは，アドラー心理学の考え方をベースとしています。」

　ここまで話して，山原は皆の顔をぐるりと見まわし尋ねた。
山原「少し休憩しましょう。その前に何か質問はありませんか？」
　碇は，配布された資料にたくさんの書き込みをしていた。一言一言がよくわかった。しかし，本当にこんなことが自分にできるだろうか，と不安はあった。そんなことは質問できないので黙っていたら，前の方の席に座っていた看護師長の１人が手を挙げた。
看護師長A「たしかに聞いていると私はティーチングばかりになっていたな，って

思いました。コーチングの大切さはわかったのですが，ティーチングは
あまり良くないということでしょうか？」

　山原は，良い質問だと言わんばかりに，にっこりうなずきこう答えた。

山原「ティーチングがダメで，コーチングが良いということではないのよ。
それぞれの目的が違うから，理想的には目的に応じて使い分けられると
最強ね。私もコーチング中に，『ここは少しティーチングも入れますけ
どいいですか』と聞いて，方法を教えたりすることもあるのよ。でもそ
のあとに，『聞いてみてどうですか』と必ずコーチング的に問うようにし
ているの。」

Column

コーチングとティーチングは両立する

　洋子さん(仮名)は，自分はみんなに迷惑をかけている。こんな自分が
嫌だとコーチングを受けることを希望してこられました。話を聞くと，
院内研究のためのデータをとったものの，それから半年以上も手をつけ
られていないというのです。

　まずは，コーチング的に関わろうと，「なぜ院内研究をしようと思っ
たの？」といわゆる研究の動機を聞きました。すると，「コロナ禍でつら
い思いをしていた患者さんに，もっと寄り添えればよかったと後悔して
いるから」という返事でした。

　「そうなんですね，もっと患者さんに寄り添いたかったんですね」と，
そこにぴったりと寄り添いながら，さらに話を聞きました。「データを
とった時の気持ちは？」「集まったデータを見てどう思ったか」など…。

　そうこうするうちに，洋子さんは，とてもやる気になって，「明日か
らデータを見直します」と明るい表情になりました。しかし，どうやっ
てデータを見直すのかを聞いてみると，そのやり方では行き詰ってしま
うだろうということが予想されました。ここからはティーチングへの切
り替えです。

　「データの見直し方について，私でよければアドバイスしたいことが
あるんだけど，構わないかなあ。コーチングとは少し離れてしまうんだ

けど」と許可を求めます。洋子さんの承諾を得て，私は，データの整理の仕方や，カテゴリー分けの考え方などを手短に説明しました。

　最終的に，洋子さんは「研究が進まなかったのは私のやる気がなかったからではなくて，進め方そのものがわかっていなかったからだと気づきました。だから，いったん，みんなに謝って，院内研究の期間をもう少し延ばしてもらうようにします。その間に研究方法について勉強します」と自ら宣言しました。研究の進捗が遅れていることで，みんなに迷惑をかけていると思っている洋子さんにとって，さらに研究期間を延ばしたいと伝えるのは，とても勇気のいることだと思います。それでも，彼女はそれを選択した時にはとてもすっきりした表情でした。

　その後，いつどんなふうにみんなに説明するかなどをコーチングしました。そして，次回のコーチングでは，研究が面白くなるということをテーマに進めることになりました。

【ポイント】
- コーチングとティーチングの区別を明確にし，クライアントにも伝え了解を得る。
- コーチングが万能なわけでも，ティーチングが万能なわけでもないことを自覚しておく。

アドラー心理学とは

　アドラー心理学とは，20世紀初頭にオーストリア出身の精神科医，アルフレッド・アドラーが創設した心理学です。アドラーは，フロイト，ユングと並び心理学の三大巨頭と呼ばれていますが，日本では，長い間あまり知られた存在ではありませんでした。

　日本で広まったのは，『嫌われる勇気―自己啓発の源流「アドラー」の教え』(岸見一郎・古賀史健，2013)が大ヒットしたことによります。この書籍は多くの人に読まれ，心理学，教育学の分野を超えて，アドラー心理学の認知度が一気に高まりました。

　アドラーの教えは，
- パーソン・センタード・アプローチのカール・ロジャース
- 人間性心理学の生みの親のアブラハム・マズロー
- 『夜と霧』の著者で実存主義のヴィクトール・エミール・フランクル
- 実存心理学のロロ・メイ
- ゲシュタルト療法のフリッツ・パールズ
- 認知療法のアーロン・ベック
- 論理療法のアルバート・エリス
- 交流分析のエリック・バーン

をはじめ，家族療法やブリーフセラピーなど，様々な心理学・心理療法の流派に影響を与えています。

　また，『7つの習慣』(スティーブン・R・コヴィー，1996)，『人を動かす』(デール・カーネギー)など，自己啓発書の著者にも影響を与えています。

アドラー心理学の全体像

アドラー心理学の全体像を**図1-2**に示します。

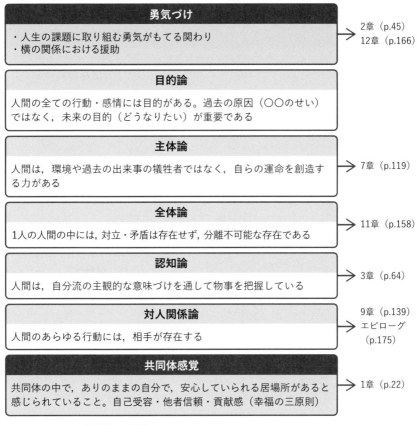

勇気づけ

・人生の課題に取り組む勇気がもてる関わり
・横の関係における援助

2章（p.45）
12章（p.166）

目的論

人間の全ての行動・感情には目的がある。過去の原因（○○のせい）ではなく，未来の目的（どうなりたい）が重要である

主体論

人間は，環境や過去の出来事の犠牲者ではなく，自らの運命を創造する力がある

7章（p.119）

全体論

1人の人間の中には，対立・矛盾は存在せず，分離不可能な存在である

11章（p.158）

認知論

人間は，自分流の主観的な意味づけを通して物事を把握している

3章（p.64）

対人関係論

人間のあらゆる行動には，相手が存在する

9章（p.139）
エピローグ
（p.175）

共同体感覚

共同体の中で，ありのままの自分で，安心していられる居場所があると感じられていること。自己受容・他者信頼・貢献感（幸福の三原則）

1章（p.22）

図 1-2　アドラー心理学の全体像

岩井俊憲：7 日間で身につける！アドラー心理学ワークブック．宝島社，2014 より一部改変

　この理論については，後ほど事例を交えながら詳しく説明しますが，本書の目的は現場の看護管理者自身と，周りの人が幸せになるためのヒントを得ていただくことにあり，アドラー心理学全体の理解を目指していませんので，触れられていない理論もあることをご了承ください（アドラー心理学の理解には，参考図書をお読みいただくことをおすすめします）。

　さて，アドラー心理学の特徴は，

「人はどうしたら幸せになれるのか？」

「世の中は，どうしたら良くなるのか？」

について考えたところです。

そして，アドラーは

「今ここから，幸せになれる」

と言っているので嬉しくなります。

　とはいえ，幸せって人それぞれですよね。

　実は，「人はどうしたら幸せになるのか？」について考えたアドラー心理学
では，共同体感覚を大切にしています。

▽▲▽

　少し休憩をとったあと，山原は，アドラー心理学の考え方をベースに，幸
せの考え方についてさらにレクチャーを続けた。

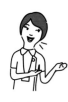

コーチング研修
DAY 1

アドラー心理学：共同体感覚

山原「それでは，ここで幸せについて少し考えてみましょう。アドラー心理
　　学では，究極の目的は共同体感覚の育成だと考えています。共同体感覚
　　を言語化することは難しいといわれていますが，日本のアドラー心理学
　　の第一人者である野田俊作氏は，共同体感覚について，『自己受容』『他
　　者信頼』『貢献感』の3つで定義しました。簡潔にまとめると以下のよう
　　になります。

> 1. 共同体の一員であるという感覚＝所属感
> 2. 共同体は私の役に立ってくれている＝安全感・信頼感に近いもの
> 3. 私は共同体の役に立つことができる＝貢献感

　　この共同体感覚が高いほど人は幸せを感じると考えられています。」

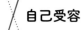

自己受容

　すごくチャレンジしているし，頑張っているにもかかわらず，「私は，ま
だまだダメだ」と言う人がいます。他方，できていないにもかかわらず，虚

勢を張ってそのことを受け入れられない人もいます。できている自分も，まだ足りていない自分も含め，ありのままの自分を認め，受け入れることを**自己受容**といいます。野田俊作氏は，著書の中で，自己受容とは「私は，私のことを好きだ」[1]ということだと述べています。

他者信頼

他者信頼とは，周りの人を仲間だと思えること，人を信頼できると思えることです。信用とは，何かを担保にして条件つきで信じることですが，信頼とは，条件なしで信じられることです。周りの人のことを条件なしで信じられることが他者信頼です。

貢献感

貢献感とは，誰かの役に立っているという感覚です。注意すべきは，自己犠牲になってはいけないという点です。もし，あなたの上司が，やりたくもないし疲れてもいるのに朝から掃除をしていて，「みんなのために，朝から掃除してあげているのに，誰も気づかないし，手伝いもしてくれないわ！」と怒っていたらどうですか？ 正直，迷惑ではないでしょうか。自己犠牲のうえの行動は，自分自身を苦しめるだけではなく，「なぜわからないの？ 気づかないの？」という承認欲求を生じさせます。そのため，貢献に関しては，やりたい気持ちがあり，なおかつ無理なくやれる範囲で行動することをおすすめします。

山原 「共同体感覚について，どのように感じましたか？ これらの共同体感覚は先ほど伝えたようにアドラーの理論を土台にしています。私は，目標を達成したから幸せになるのではなく，目標を達成していくプロセスの中で自己受容，他者信頼，貢献感の目盛りが上がり，幸福感も上がることが大切だと思っています。コーチングとは，共同体感覚が上がるための援助ともいえるのです。ここまでで何か質問はありますか？」
ここで師長としては中堅どころの羽下恵理子から手が挙がった。

羽下 「正直，スタッフをスムーズに動かしたり，モチベーションを上げて生産性を高めるためのスキルがコーチングだと思ってましたが，今日のお話を聞いて，何というか，コーチングって思想的なものなんですかね？」

羽下の質問に，山原は笑顔で答えた。

山原 「コーチングっていってもいろいろなとらえ方があるのよ。私が話しているのは，あくまで私の学んできたアドラー心理学に基づくコーチングの考え方ね。たしかに，共同体感覚って『人の幸せはこうなんだ』っていう哲学よね。だからといって，これが真理ですっていうことではないの。周りの人を信頼できて，自分らしくいられる居場所がある。それが幸せだっていう哲学が土台にある。その上に，それぞれのコーチのあり方（存在）があって，そのコーチが様々な技術を身につけて関わる。そうして，周りが幸せになっていく（図1-3）。

山原はホワイトボードに三角形を描きながら次のように続けた。

「もちろん，結果として，スタッフのモチベーションが上がったり，チームワークが良くなって生産性が上がったりは起きるんだけどね。同じ技術をもった看護師でも，その人を支えている哲学があって，何のために看護しているのか，どんな看護師でありたいのかが違ったら，起きる影響って変わってくるでしょ。それと同じ。私が何よりみんなに伝えたいのは，コーチングマインドなのよ。」

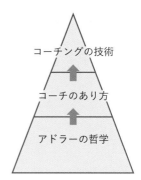

図1-3 アドラー心理学を土台としたコーチング

羽下 「コーチングマインド？」

山原 「相手の人が夢や目標をもっていたら，それを実現する力をもっているし，悩んでいたら，それを解決する力をもっているんだって，相手の可能性を信じて関わるコーチの姿勢みたいなものかな。」

羽下「私，スタッフの幸せとか可能性とか，そんな壮大なこと考えずに，現場を回すことばかり考えてた自分が恥ずかしいです。気づかないうちに，そんなつもりはなくてもスタッフのことを駒のように思ってしまっていました。そんな私でも，山原部長みたいに変われるでしょうか？」

普段は負けん気が強い羽下の言葉に山原看護部長の目が輝いた。

山原「羽下さん，大丈夫！ アドラーは『何歳ぐらいまでなら性格を変えることができますか？』と質問された時，『死ぬ1〜2か月前かな』と答えたそうよ！ 羽下さんが変わると決心したなら絶対に変われるわ！」

引用文献

1) 野田俊作：アドラー心理学トーキングセミナー 性格はいつでも変えられる．アニマ2001，1989.
2) 岩井俊憲：7日間で身につける！アドラー心理学ワークブック．宝島社，2014.

参考文献

- 岸見一郎，古賀史健：幸せになる勇気．ダイヤモンド社，2016.
- 鈴木義也ほか：アドラー臨床心理学入門．アルテ，2015.
- ハロルド・H.モサックほか著，坂本玲子監訳：現代に生きるアドラー心理学—分析的認知行動心理学を学ぶ．一光社，2006.
- 平本あきお，前野隆司：アドラー心理学×幸福学でつかむ！一幸せに生きる方法．ワニブックス，2021.
- 宮越大樹：人生を変える！「コーチング脳」のつくり方．ぱる出版，2021.

第2章

より良い人間関係を築く
（土壌を耕して豊かに）

Key Points

心理的安全性（守秘義務と無条件の受容）／横の関係／リアクション（聴く技術・非言語によるコミュニケーションの意識）／勇気づけ／不完全である勇気

　研修の2日目。誰よりも会議室に早く入って準備を進めている山原看護部長の表情は相変わらず明るい。1人，また1人と入ってくる看護師長たちに笑みを浮かべながら，「お疲れ様。○○さんが研修に来てくれて，なんか元気が出るわ〜」「開始時間の10分も前に来てくれて，なんかテンション上がるわ〜」などと声をかけている。

　参加予定の看護師長たちが集まったところで，山原が話し始めた。

コーチング研修 DAY 2

まずは豊かな土づくりを
（コーチとクライアントのより良い関係の構築）

山原「皆さん，砂漠を想像してみてください。雨が降らず，日中は日照りが強くて夜は寒い。もちろん，そういう砂漠だから育つ植物もあるけど，一般的には砂漠には，どんないい種を植えても育つのは難しいですよね。だけど，豊かな土壌だったら種は育ちやすい。コーチングではよく，人間関係を扱うのだけど，この「関係」を土壌だと思ってみてほしいの。コーチとクライアントの関係，管理者とスタッフの関係も，そしてチームメンバー同士の関係なども，土壌のようなもの。育ちやすい環境は，まず豊かな土づくりからなのです（図2-1）。今日は，そんな話をしますね。」

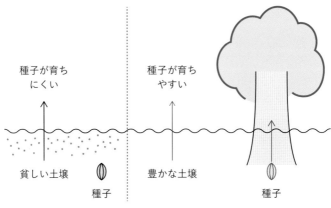

種子が育ち
にくい

種子が育ち
やすい

貧しい土壌

豊かな土壌

種子

種子

図 2-1　豊かな土壌づくり

　コーチングでは，人間関係の改善，悩みの解決など様々なテーマを扱います。そのため，テーマをどう紐解いていくのか，どうコーチングを進めていくのかに焦点が当たりがちです。しかし，最初の入り口で最も大切なことは，コーチとクライアント(管理者とスタッフ)間の信頼関係を築くことです。

　クライアントが個人(1 人)であっても，グループ(複数人)であっても，コーチングの時間は，**コーチのための時間ではなく，クライアントのための時間**です。ここはとても重要なポイントです。頭ではわかっていても，管理者のための面談になっていることがあるからです。

　コーチングの時間は，コーチとの対話の中で，クライアントが，自分自身とコミュニケーションをとり，自分の思考や感情，その奥にある価値観や本当の願いに気づき，行動を自己決定していく時間です。それを支援するのがコーチの役割なのです。

　コーチングに必要なコーチとクライアントの関係を**協働関係**といいます。協働関係とは，コーチがクライアントをぐいぐい引っぱって行くような関係ではなく，目的に向かって協力して一緒に進んでいく仲間のような関係です(図 2-2)。

　コーチが管理者である皆さん，そしてクライアントがスタッフだったとしましょう。スタッフが師長の反応を気にして，師長の気に入るように話をし

たり，思っていることの半分も言えなかったりということはないでしょうか。もし，そんなことが起こっていたとしたら…。想像してみてください。なんだか寂しい感じがしたり情けなくなったりしませんか。スタッフが思っていることや，感じていることなど，師長の前で本音をぶっちゃけて言ってくれないと，より良い職場づくりに結びつかないですよね。

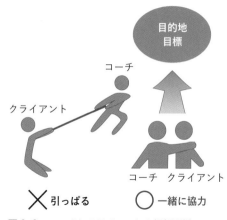

図 2-2　コーチとクライアントの信頼関係

「この人になら，なんでも話せる。何を話しても大丈夫。」

クライアントがコーチにそう思える安心感，信頼関係が重要なのです。

山原「さて，皆さん。なんでも話せる関係について，ここで考えてみたいと思います。皆さんにもそれぞれ夢や希望などのプラスの感情，そして怒りや悲しみなどのマイナスの感情がありますよね。皆さんにとって"嫌な人への怒り""自分の情けなさ""普段は出せない弱み"など，何でも話せる人ってどんな人ですか？」

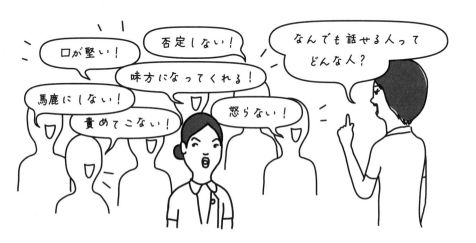

山原からの問いかけに，碇には答えがすぐには浮かばなかった。すると，他の参加者から次々に，

「口が堅い！」「責めてこない！」「馬鹿にしない！」「怒らない！」「否定しない！」「味方になってくれる！」

と声があがった。

　碇は，そういった言葉を聞きながら，「確かに，そんな人が上司だったら理想だなあ。私だってそんな上司のもとだったら，もっと違う看護師人生だったんだろうと思う。でも，そんな理想の人とは出会えなかった。というか業界には存在しなかったわ」と心の中でつぶやいた。

　次の瞬間，山原からの言葉に碇は心を見透かされているような気がした。

山原「そんな人が上司だったら，本当に働きやすいし，理想よね（笑）。でも，そんな人は現実には存在しない。理想論だと思う人がいるかもしれないわね。もしかしたら，人間関係で傷ついてきた人ほどそう思うんじゃないかな。」

　そして，こう言葉をつないだ。

山原「でもね，誰かが理想を描いてチャレンジするから現実が変わるのよ。今日からあなたたちが，その理想になればいいのよ！　大丈夫！　絶対になれるから。そりゃ，明日から理想の人というわけにはいかないでしょう。でも，そこに向かって，少しずつ一緒にチャレンジしていきましょう！」

　そうなると信じて疑わない山原の言葉の響きに，まだ半信半疑ではあるが，「もしかしたら，変われるかも…。」碇は，体の内側がそっと熱くなるような感覚になった。

▽▲▽▲▽

　豊かな土壌をつくるためには，次の3つを心がけてみましょう。①守秘義務，②無条件の受容，③「相手の関心」に関心を寄せることです。

① 守秘義務

　医療・介護の現場で働いていれば，当然守秘義務については熟知していると思います。仕事上で知りえたことは，たとえ家族であっても退職したあとであっても漏らしてはならないですよね。

　コーチングもクライアントの様々な情報を扱いますので，守秘義務の徹底が求められます。

　もし，あなたが相談したことを，上司が勝手に誰かに話したら？　たとえ，それがよかれと思ってしたことであっても，許可なくそうされるのは心外ですよね。もう二度と，その人に安心して話せなくなります。

　スタッフの話を許可なく勝手に話さないことが安心・安全を守ります。互いに信頼しあってその場にいることが大切なのです。

② 無条件の受容

　スタッフが，あなたの考えとは違う考えや意見を言っていたら，否定したくなったり，アドバイスをしたくなったりしませんか？

　条件つきの受容とは，「相手がいつも頑張ってくれる人だから」「自分と同じ考えだから」といった，自らが意識的もしくは無意識に出している条件を満たしていることによって，相手を受け入れることです。

　その一方で，無条件の受容とは，たとえ相手の状態がどうであれ，あるいは話の内容がどうであったとしても，「善か悪か・良いか悪いか・正しいか間違っているか」といった評価・判断をすることなく，目の前の相手を受け入れることです。

人は，受け入れられた時，変化する余裕をもつことができる

　この言葉は，私がコーチングスクールで学んでいる時に講師の1人である宮越大樹氏から繰り返し教えられたものです。

　誰かの相談に乗っている時に的確なアドバイスや正論を伝えても，相手に聞き入れられなかったことはありませんか？ また，自分自身が失敗した時や，自分の行動や考え方がまずいと思っている時でも，どこが悪いのか，何が悪いのかを指摘されると自己防衛的になって言い訳をしたり，心を閉ざしたりしてしまい，指摘されたことを素直に受け入れることができなかったような体験はありませんか？

　ある時，私は，対人関係の悩みをコーチに相談したことがあります。どうしても苦手な人がいて，その人への嫌悪感や嫉妬，ネガティブな感情が大きくなり，困っていたのです。そんな自分のことも嫌だし，何より，心の内を話すと，相談した相手にどう思われてしまうのかも怖かったのですが，コーチは一切否定することなく私の話を聴いてくれました。すると，スッキリしただけではなくて，相手のことを思いやる余裕が少し出てきたのです。

　これは相談に乗る時だけではなく，アドバイスをする際や，意見の対立する人と対話をする際も同じです。まずは，否定せず，相手の話をしっかり聴くこと。そうすると，相手が自分を省みたり，こちらの話を聞いてみようといった心の余裕をもつことができます。

▼▲▼▲▼

　次の例は，ある仕事の技術がなかなか上達せずに悩んでいるスタッフが，上司である看護師長に相談しに来た時の会話です。

スタッフ「師長，少し相談に乗っていただけますか？」

看護師長「もちろんよ。どうしたの？」

スタッフ「今秋の研究発表の資料のことなんですが，あまり進まなくて悩んでいるんです。一生懸命やっているつもりなんですが，思うようにできなくて，それでやり切れるかどうか自信がもてないんです。」

看護師長「そうなのね。一生懸命やっているのはわかるわ。でも，それに向き合う時間がまだまだ足りてないんじゃないかなあ。」

スタッフ「はい…。自分なりには，時間をかけてやっているつもりなんですが。」

看護師長「自分なりにはね…。あと，時間だけではなく，進め方ももう少し考えた方がいいと思うわよ。わからないことがあったら，もっと周りを頼って聞いたらいいと思う。」

スタッフ「あっ，はい…。もっと頑張ります…。」

　上司は，スタッフの成長を願って，一生懸命にアドバイスしているようです。でも，もし，あなたがこのスタッフならどう感じますか？

　たとえ，自分の成長を願って言ってくれていたとしても，そしてその内容が正論であったとしても，「時間と進め方か！　よし，わかった！　やるぞ！　頑張ろう！」とは，なりにくいと思います。

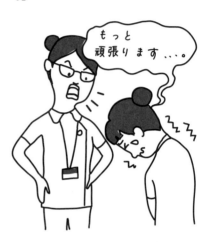

　他方で，こんな関わりはどうでしょうか。

スタッフ「今秋の研究発表の資料のことなんですけど，一生懸命取り組んでいるんですが，なかなかうまくいかなくて悩んでいるんです…。」

看護師長「そうか。資料づくりに一生懸命取り組んでいるのに，うまくいかなくて悩んでいるのね。」

スタッフ「そうなんです。」

看護師長「一生懸命やってるっていうのが，どんな感じか教えてくれる？」

スタッフ「えーっと，少し早めから準備するように心がけたり，日勤が終わってからも作業したり，家でもどうしたらうまくいくか考えているんですが。」

看護師長「ええっ，早めに準備したり，終わってからも作業したり，家でも考えたり！　そんなに一生懸命取り組んでるんだ！」

スタッフ「はい。でも，うまくいかなくて。自分が情けなくて…グスン。」

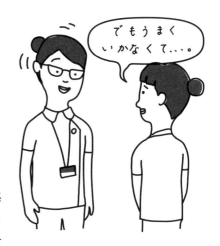

看護師長「そうか。うまくいかなくて，自分のことを情けないって思っちゃってるんだね…。」

スタッフ「そうなんです。私，この仕事に向いてないのかなって悲しくなって…。」

いかがでしょうか？ 看護師長が，否定も評価もせず，ただ受け入れることで，スタッフが自分自身の思考や感情につながれるようになります。こんなふうに聞いてくれたあとに時間配分のアドバイスがあったら，スタッフも受け入れてみようと余裕が生まれるのではないでしょうか。

このような**無条件の受け入れがコーチの基本姿勢**です。目の前のコーチが無条件で受け入れてくれるから，クライアントは自分自身の**内的世界にアクセスする**ことができるのです。

③「相手の関心」に関心をよせる

コーチングの時間は，スタッフが自分自身の内面にアクセスし，本来もっている力を発揮して，目標を考えたり，悩みを解決したりするための時間です。コーチングの時間は，クライアントの時間なのです。

実際の面接やヒアリングの場面を考えてみましょう。年度末になったからスタッフ面接をするとか，インシデントが起きたので話を聞くといったことは，どの現場でもあることですね。ただしそれが，例えば，「面接することは管理者の年間計画に入っているから」という理由で行われたり，「インシデント報告を提出するため」といった目的になっているとどうでしょうか。それは管理者のための時間になってしまっています。

必要なのは，「相手の関心」に関心を寄せるという技術です。

「相手の関心」に関心を寄せる

　看護師は，基礎教育の頃から，傾聴する・共感することが看護において大切だと学んできました。そのため，相手に寄り添って話を聞くということを理解するのは早いと思います。

　しかし，コーチングで大切にされる「『相手の関心』に関心を寄せる」は，傾聴や共感よりも，少し踏み込んだ技術になります。

話を聞く時の聞き手（コーチ）の関心

　話を聞く時の聞き手（コーチ）の関心のパターンを4つに分けて考えてみましょう。

1. 相手に関心がない（図2-3）

　例えば，今日のスケジュールや別のプロジェクトのことなど，他のことを考えながら話を聞いているような状態です。耳は貸しているかもしれませんが，相手に関心がないため，話し手は虚しくなり，この人に話しても無駄だと話す意欲をなくしてしまいます。上の空だったり，時間が切迫していて早く切り上げようとしたり，パソコンや手帳など関係なさそうなところに目線が向いているなどといったのは典型例です。

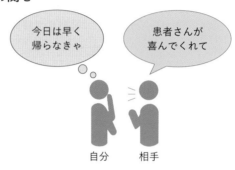

図2-3　相手に関心がない

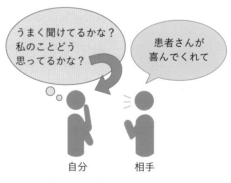

図2-4　自分に関心が向いている

2. 自分に関心が向いている（図2-4）

　自分に関心が向いているというのは，相手の話を聞きながら，「うまく聞けているかな？」「相手に良く思われているかな？」「ここで話を聞いたという

実績を残しておかなきゃな」など，自分がどう思われるのかに関心が向いている状態です。一見聞いているふうですが，一緒に相手の世界を感じてはいません。話し手にしてみれば，話は聞いてもらったけど，なんか物足りないということになります。

3. 自分の関心で相手の話を聞く（図2-5）

　自分の関心で相手の話を聞くというのは，相手の話を自分に引き寄せてもっていってしまうという状態です。

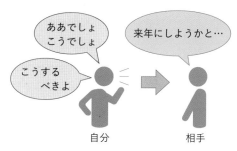

図2-5　自分の関心で相手の話を聞く

スタッフ 「師長，ちょっと聞いてもらっていいですか？　今度，認定看護師の学校を受験しようと思っていましたけれど，来年にしようかと思うんです。」

看護師長 「ええ，そうなの？　でも，部長も賛成してくれているし，今年だったら職場的にも問題ないから，せっかくのチャンスじゃない。もう少し考え直してみない？」

スタッフ 「えっと…。」

　コーチングや相談に乗る時は，その時間は，相手が話したいことを話せることが大切です。しかし，上記の会話では相手が話したいことを最後まで聞き切ることなく，聞き手が感じたことに応答しただけです。

　もうおわかりですね。来年にしようと思うのはなぜか。そもそもなぜ認定看護師になりたいのか。そんなことが相手の世界を心から理解しようと思えば質問として出てくると思います。

「相手の関心」に関心を寄せる

　アドラーは，「他の人の目で見，他の人の耳で聞き，他の人の心で感じること」を<u>共感</u>といいました。

　「その気持ち，わかる！　私もそう！」という共感ではなく，「私がクライアントなら，こう思う。こう感じる」と思考するのでもありません。クライア

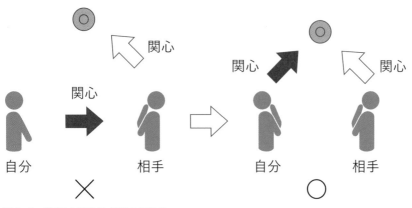

図 2-6 「相手の関心」に関心を寄せる

ントに何が起きているのか？ クライアントの目で見て，クライアントの耳
で聞き，クライアントの心で感じようとすることです（図2-6）。クライアン
トの世界に関心をもち，その世界を体験したい，感じたいと思いながら，
コーチが話を聴くことで，クライアントとコーチとの信頼関係が深まりま
す。これが「相手の関心」に関心を寄せるということです。そして，相手の世
界を知ろうとするから問いかけが生まれます。そうすることで，クライアン
トは，より深く自分自身とコミュニケーションをとることができるようにな
るのです。

▽▲▽▲▽

　ちなみに，先ほどの仕事で悩むスタッフ（▶33ページ）の続きをコーチング
するとこんな感じです。

看護師長「そうなんだ。どうして，それがそんなに悲しいの？」

スタッフ「だって，私，この仕事，好きなんです！」

看護師長「この仕事が好きなんだ！ どんなところが，好きなの？」

スタッフ「患者さんが，少しでも楽になって，笑顔になるお手伝いができたり，
　　　　　元気になることのお手伝いができるところが好きなんです！」

看護師長「そうなのね！ 患者さんが笑顔になったり，元気になるお手伝いができ
　　　　　るところが好きなんだね！」

スタッフ「そう。そうなんです！」

看護師長「ちなみに，実際にあった出来事で看護が好きだなって感じた時ってどんな時なの？」

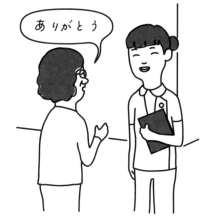

スタッフ「いっぱいあるけど，つい最近も田中さんっていう患者さんが，病棟を歩いている時に声をかけてくださったんです。」

看護師長「え〜！ どんなふうに声をかけてくださったの？」

スタッフ「すごく穏やかな表情で，手を振りながら近づいてきて，ごはんも食べられるようになった。ありがとうって言ってくださって。」

看護師長「そうなんだ！ その時，どんな気分だった？」

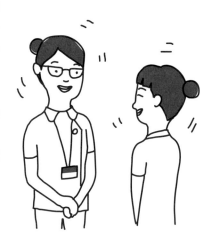

スタッフ「……なんか，じんわり温かい気持ちでした。」

師長「うんうん。○○さんにとって，何が良かったんだろう？」

スタッフ「……幸せのお手伝いができたこと…。」

看護師長「○○さんにとって，幸せのお手伝いができるっていうのが大切なんだね！」

スタッフ「あぁ，そうか。そうなんです！ 幸せのお手伝いをしたいから，今，良い研究発表用の資料をつくろうとしてたんです。でも，いっぱいいっぱいになってしまって。資料づくりも看護も十分にできていない気がして落ち込んでいたんだって，気づきました。」

▼▲▼▲▼

コーチである看護師長は何も教えていませんが，クライアントであるスタッフを無条件で受け入れ，スタッフに何が起きているのか知りたい，感じたいと思って質問を交えながら聴いています。スタッフは，看護師長との対話を通じて，今回のテーマから，自分にとっての仕事で大切にしていること（価値観）に気づきました。

　どうすれば良い研究発表用の資料がつくれるのかというのは，ティーチング的関わりでできます。しかし，コーチングでは，なぜ良い資料をつくりたいのかというスタッフの関心に関心を向けて，その価値観を引き出していき，それを共有します。そのうえで，どんな資料をつくれたらいいのかということをさらに引き出していくのです。

　これが，引き出すコミュニケーションです。価値観を引き出す質問などは，あとの章（第5章，▶85ページ）でしっかりお伝えしますので，まずは，心構えを意識してください。

聴く技術

山原 「コーチングではもちろんのこと，より良い人間関係を築くために，話を聴くことが重要になります。次回まで，"スタッフの話を遮らずに，しっかりと最後まで聴く"を意識してください。ちなみに，人の話を遮らずに聴くことが苦手な人，手を挙げてくださ～い！」

　すると，半分以上の参加者が手を挙げた。

山原 「スタッフの話を聴いていると，もっとこうしたらいいのに，こっちの方が早いのに，こっちの方がうまくいくのに，そんな思考が浮かんできて，考え方・やり方を指示してしまうってことがありますよね。それを評価・判断モードといいます。皆さんは，仕事に関してスタッフよりも豊富な知識や経験をもっているから，そういったことが瞬時に頭に浮かぶと思います。ですが，一旦，自分の評価・判断を脇に置いてみてください。自分は全く何も知らないものとしてそこに存在してみるのです。自分を真っ白にしたうえで，「そのスタッフに何が起きているのか，そのスタッフが何を感じているのかを知りたい！　教えてほしい！」というモードになってみるのです。そうすると，自分という人間が思い込みで

つくられていることに気づきます。」

山原の話をじっと聞いていた音無が，口を開いた。

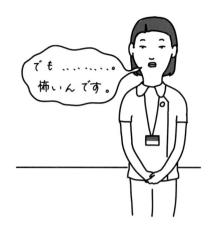

音無 「部長のおっしゃっていることは何となくわかります。でも，私は，スタッフの相談や要望を受けると，それを聞き入れてあげないといけないと思うのです。だから，知りたいとか教えてほしいといったモードになるのは怖いんです。だって，聞いたところでできないこともあるじゃないですか。例えば，勤務の調整をしてほしいとか…。だから，相談されそうになると，かわしちゃうんです。」

山原 「音無さん，話してくれてありがとう。他にも，音無さんと同じように思っている方がいるんじゃないでしょうか。ここで少し考えてみましょう。スタッフの要望を聞き入れる。つまり，実現することと，話を聴く。つまり，要望，意見を聞くことは別物です。まずは，しっかりと否定などせずに，その想いに耳を傾けてもらえたことが，信頼につながります。」

▼▲▼▲▼

ここまで，コーチ(管理者)が話を聴く時の，意識や態度，考え方(あり方)を中心にお伝えしてきました。ここからは，実際に，聴く技術(方法)についてお伝えします。

非言語を意識する

リアクション
- うなずき
- あいづち(うんうん！ なるほど！ そうなんですね！ おぉ！ えぇっ！)

● 表情（笑顔，驚き，悲しみなど）

あなたが話をしている時に，相手の人が，あいづちやうなずきなどをせず，無表情で聞いていたらどうでしょうか？ よかったら，隣の人と実験してみてください。

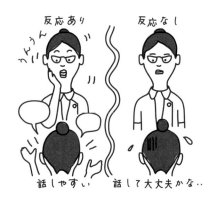

その言葉に師長たちのペアワークが始まった。1人が今日食べた朝ごはんの話を一生懸命しているのに，もう1人の師長は全くの無表情。途中で話をしていた師長は話すのを止めてしまった。

話しながら，どんどん不安になってきて，言葉が出なくなってきますね。

逆に，うなずき，あいづちをしたり，笑ったり，驚いたりしながら，全身で相手の話を聴いていることを表現します。すると，そのことで，クライアント（スタッフ）は，気持ちよく話しやすくなります。

ここでポイントなのが，聞き手が少しオーバーリアクションをすることです。

テレビのバラエティー番組や驚愕の出来事の番組で，ストーリーが展開される画面の端に小さく芸人さんやアイドルの表情が映されていて，オーバーなリアクションで笑ったり，驚いたり，泣いていたりする姿を見たことがありませんか？ 視聴者の感情がそのストーリーの展開で動くのはもちろんですが，実は，小さく映るタレントのリアクションに影響されて面白さや，

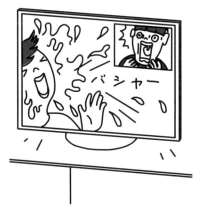

驚き，感動などの感情が増幅されるのです。

再び，ペアワークをオーバーリアクションで始めた師長たち。そのにぎやかで楽しそうな声が部屋中に響いた。コーチが，クライアントの話を聴きな

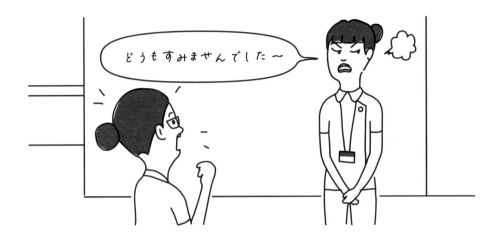

がら，少しオーバーに，表情やあいづち，声のトーンなどでリアクションすることで，クライアント自身の感情が増幅され，自分自身の感情につながりやすくなります。

　コミュニケーションの中では，表情や身振り手振り（視覚），声の大きさやトーン（聴覚）が相手に大きく影響します。

　メッセージを発する際はもちろんですが，聴く際も，会話の内容（言語情報）だけでなく，表情や身振り手振り（視覚），声の大きさやトーン（聴覚）を一致させることを意識してください。

山原「ふてくされたように目も合わせず謝罪されても，あぁ，しっかり反省してるんだな〜！ って思いませんよね。むしろ余計に腹が立ってくる。」

参加者から笑いが起こった。

山原「だけど，普段仕事している時はどうかしら？ 以前，私は，スタッフにいつでも気軽に相談してね！ って声をかけていたの。でも，なかなか思うように相談してもらえなくて。その時に，

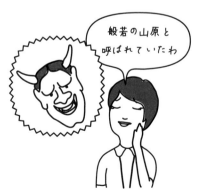

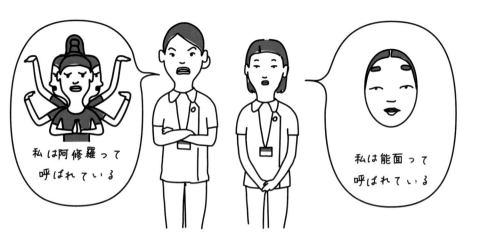

非言語コミュニケーションのことを知って，そうか！と思ったの。病棟にいる時，忙しくて，怖い顔をしながら仕事をしていたことに気づいたから。ちなみに，スタッフから影で"般若の山原"って呼ばれていたわ。そう，般若みたいな顔をしてイライラオーラを出しまくっている上司には話しかけにくいわよね。」

山原のカミングアウトに碇も音無も自分を振り返った。

碇「私は，阿修羅って呼ばれているわ。」

音無「私は，能面って呼ばれている…。」

碇・音無「表情や雰囲気なんて，気にしたことなかった…。」

▼▲▼▲▼

コーチングの際のコーチの基本の状態は，柔らかい雰囲気，温かい雰囲気で笑顔です。クライアントが安心できる雰囲気をつくります。

普段，「般若」や「阿修羅」の表情でイライラオーラを出している人が，コーチングや相談をした時だけ柔らかい雰囲気でいても，心を開いて話すことはなかなか難しいのではないでしょうか。

管理者は，責任も重いし，やることもたくさんあり，日々，プレッシャーにさらされていると思います。余裕もなくなり，いつの間にか厳しい表情，雰囲気になってしまいますよね。

だからこそ，普段から

「私，今，どんな表情しているのかな？」
「私，今，どんな雰囲気かな？」
と意識してください。

雰囲気を合わせる

　コーチの基本の状態は，柔らかい雰囲気，温かい雰囲気で笑顔ですが，相談者の話の内容や相談者の表情，雰囲気に合わせてリアクションをすることが大切です。悲しい話や悔しい話には，悲しい表情や雰囲気，悔しい表情や雰囲気を誇張してみましょう。すると，より聴いてもらった感が高まり，相談者自身が話に没頭しやすくなります。

▼▲▼▲▼

山原「ちょっと練習してみましょうか。」

　実際に，参加者同士で「最近，嬉しかったこと」をテーマに，コーチ（聞き手）-クライアント（話し手）の役割で，聴く練習をした。
「確かに，すごく話しやすい！」
　今までの聞き方より，少し大きめのリアクションで，雰囲気を少し誇張して話を聞いてもらった時の違いに参加者たちは驚いた。
山原「これが，『なぜか，あの人の前では，どんどん話しちゃう』のメカニズムよ！」
　山原は，ドヤ顔で言った。
音無「難しいです…。」
　そんな中でも，表情が意識しても変わらなかった音無から，不安そうな声がもれた。
音無「山原部長，私，どうしても表情が乏しいんです。どうしたら，表情が豊かになるんでしょうか？」
　山原は，笑顔で語り出した。
山原「音無さん，大丈夫よ。私は元"般若"と呼ばれていたくらい，無表情だったんだから。はじめは，練習しても表情が般若のままだから，周り

の人から怖がられたわ。」

　あんなに表情豊かで温かい雰囲気に溢れている山原看護部長も，はじめは苦労したということに，音無は驚いた。

> **山原**　「特に苦手意識がある人は，このトレーニングメニューを自分に合っているところからやってみて！」

表情を豊かにするトレーニング

1. 鏡で笑顔をつくって確認。口角を大げさなくらい上げる。口角が上がりにくい場合は，表情筋のマッサージ。
2. 仕事以外の時も，マスクをしている時はマスクの中で口角を上げ続ける（マスクがあるので不審に思われないし，人の目も気にならない）。
3. 参加している看護師長同士で聞き手，話し手の役割を決めて2分ほど話を聴く（話の途中で終わっても大丈夫）。その姿をスマートフォンなどで動画撮影して，自分の聞いている姿を確認する。自分のイメージと実際のリアクションの差を埋めていく。

　音無は，「あの山原部長も，表情筋のマッサージから始めたんだ」と思うと，自分にもやれそうな気がしてきた。

> **山原**　「とはいえ，スタッフから相談されてこその聞き方よね。でも，話してくれるまで待つのはもったいない。スタッフに相談してほしいのは私た

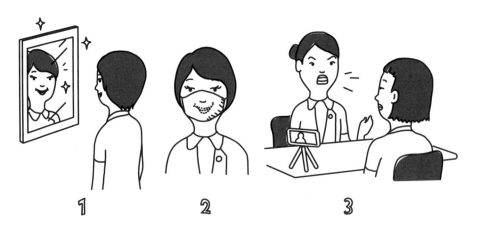

ち。私たちが主体的に働きかけていきたいと思うの。看護師の間ではそれをよく声かけと言うわね。」

声かけ

相手より少し元気に，

1. 挨拶（おはよう！ お疲れ様！）
2. 調子どう？

　こちらから声をかけることで，何らかの話を始めるきっかけになります。また，接触回数が増えるほど人は親しみを感じる（単純接触効果）といいます。もちろん，嫌な気持ちになるような接触ではなく，気持ちの良い接触を心がけてください。挨拶だけであっても，気持ちの良い挨拶の回数を重ねると親近感をもってもらえるようになります。声をかけて，スタッフが何かを話してくれたら，今まで学んだ聞き方（雰囲気・表情・リアクション）を意識してみましょう。

勇気づけ

3. ありがとう！ 助かった！
4. 相手のおかげで自分に起きた良い影響
　　（〇〇さんが笑顔で挨拶してくれたおかげで元気だわ！）

　アドラー心理学での「勇気」とは，強大な敵に向かっていく英雄的なものではなく，**人生の課題に取り組める自信のこと**をいいます。そして，「勇気づけ」とは，「ほめる，励ます」とは違い，**人生の課題に取り組む援助をすること**をいいます。

　さて，勇気はどのような時にもつことができるのでしょうか？ それは，自分には価値があると思えた時です。

　岸見一郎氏は，著書『嫌われる勇気』の中で，「勇気づけとは，ほめるのでも叱るのでもありません。勇気づけとは，横の関係における援助のことです」[1]と勇気づけを定義しています。

ほめたり叱ったりというと，ほめる人とほめられる人，叱る人と叱られる人というように，心理的にそれぞれに優劣の関係が生じます。それは，ほめるとか叱るという前提に，相手を評価したり判断したりという要素が入るからです。横の関係というのは，一切の評価や判断を抜いて，対等な立場でただ純粋に相手の横に立って，相手と対等であろうとする関係性なのです。

　日本を代表するメンタルコーチの平本あきお氏は，勇気は，原語であるドイツ語の Mut（ムート）の訳だが，本来の意味に近いのは"氣"であり，勇気づけとは，相手の中から"氣（エネルギー）"が上がるような関わりのことだと述べています[2]。

　勇気づけは，これさえやっておけばよいという固定の型があるわけではありません。

　まずは，「ありがとう」「助かった」を伝えてください。

　私たちは，貢献感（誰かの役に立てた）を感じた時に自分には価値があると感じます。スタッフが当たり前だと思って行っていることに対しても，「ありがとう」「助かった」を伝えることで，スタッフがあなたへの貢献感を感じることができます。

　そして，それが普段から当たり前にできるようになったら，スタッフの話を聞いた時は，アドバイスではなく，"その話を聞いて，自分に起きた良い影響"を伝えてください。

　話の内容がポジティブな内容だけでなく，ネガティブな内容だったとしても，「話してくれて，ありがとう。おかげで○○な気持ちになった（朝から元気になった，気になっていたことがわかってほっとしたなど）」と自分に起きたポジティブな影響を伝えてみてください。相手は，話すことで貢献感を感じるだけではなく，話してもいいんだと思い，次回から，よりあなたに話しやすくなります。

▼△▼

　「だから，山原部長の周りの人は笑顔にあふれてたんだ！」と，碇は，病棟スタッフ，清掃スタッフ，スーパーの販売員のことを思い出しながら，謎が

解けてスッキリした。

山原 「皆さんに宿題があります！」

　山原の言葉に，看護師長たちは，ちょっと困ったような顔をした。これ以上，レポートや報告書などの仕事が増えるのは正直，勘弁してほしいからだ。その雰囲気を察したのか，山原はホワイトボードに書いた「宿題」の上に"楽しい"を付け加えた。

宿題

❶ 自分から笑顔で声かけをする（挨拶・調子はどう？）

❷ 勇気づけをする（助かっている！　ありがとう！）

❸ 相手の話を聴く（否定せず，最後まで聴く）

山原 「今日やったことを楽しみながら実践してきてください。それが宿題です。コミュニケーションのとり方は，スポーツと同じで体で覚えていくもの。だから繰り返しやってみることが大事。それと，皆さんに"人の変化のメカニズム"についても知っておいてほしいと思います。」

横の関係

　アドラー心理学では，理想の人間関係を「横の関係」ととらえています。上司部下・親子・教師生徒は，役割や能力の違いはあれど，人としての尊厳に違いはなく対等だという考え方です。これは，上司と部下がタメ口でフランクに話そうということではありません。岩井俊憲氏は横の関係には，「尊敬」「信頼」「共感」「協力」が必要だと著書で述べています[3]。つまり，上司が部下を尊敬し，部下も上司を尊敬しているという相互尊敬の土台があるのです。

　その反対が，人間関係を上下・主従関係でとらえる「縦の関係」です。アドラー心理学では，縦の関係ではなく，横の関係での勇気づけを大切にしています。

人の変化のメカニズム

人の変化は，右肩上がりでは
ありません（**図2-7**）。物事の習
得も，自分自身の変化も，関わ
る人との関係性の変化も順調に
良くなっていくばかりではあり
ません。階段の踊り場を想像し
てみてください。行動を起こし
ても変わらなかったり，できな
いことが続いたりすると，諦め

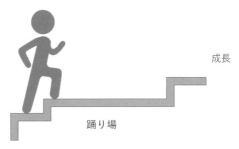

成長

踊り場

図 2-7 人の変化のメカニズム

そうになります。それでも続けていると，ある時，また一段，階段を登り，
何らかの変化が訪れます。スポーツをする人だと，技の習得をイメージする
とわかりやすいと思います。一度や二度で変化がないことは折り込み済みで
す。いつ変化が起きるのか楽しみに続けてください。

山原　「さて，今日は，『より良い人間関係を築くこと』『聴く』技術について話
　　　　をしてきましたが，何か質問はありますか？」

　　羽下は，その質問を待っていたかのように手を挙げた。彼女は，いつも前
向きでモチベーションの高い看護師長だ。パワフルな印象があり，彼女につ
いていきたいというスタッフや，彼
女に一目置く看護師長仲間も少なく
ない。しかし，自分の価値観，考
え，経験とずれることがあると，
「それは違う」とか「なぜ，そんなこ
とが必要なのか」といった発言をす
る。言っていることは正論だった
り，他の人が心の中で思っているよ
うなことを代弁する内容であったり
するのだが，言い方が周囲に威圧感
を与えてしまうので，距離を置いて

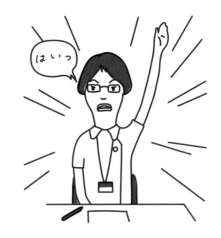

はいっ

いる人たちもいる。

　羽下が手を挙げると，さっと周りの空気が変わった。そんなことは意に介さず，羽下は質問した。

羽下「部長がおっしゃっていることは，その通りだと思いますし，勉強にもなりました。でも，実際の現場では，ゆっくりスタッフの話を聴く時間はとれないし，そんな場所もないです。師長たちは，誰だってスタッフの話を聴きたいと思っているはずです。でも，1人ずつにそんな時間をかけてられないっていうのが，本音だし現実だと思います。」

　質問というよりは，意見だったが，山原の表情は変わらなかった。

山原「羽下さんをはじめ，師長たちがスタッフの話をゆっくり聴きたいと思ってることを知ることができて，すごく嬉しいです。今日の練習では，ある程度時間があることを前提に話を進めましたが，時間や場所などの物理的な制約も考えないといけないですね。羽下さんが質問してくれたので，そのことに気づけてとってもありがたいです。

　さて，質問です。時間や場所がないことを前提に，スタッフの話を聴きたいという思いを封印している師長と，時間や場所がない前提は同じだけれども，少しでもスタッフの話を聴きたいという表情・態度・行動をしている師長がいたとします。どちらの方が，スタッフは話しかけやすいでしょうか？　はい。そうですね。後者です。

　今日の話は，**土壌を耕して豊かな信頼関係をどう築くか**というのがメインのテーマです。聴くというのは，あくまでも技術です。その前に，一緒にいる土壌を耕すために，あなたの話を聴きたい，あなたと話がしたいという思いをどう伝えるのか。それは技術だけでなくマインドでもあります。

　例えば，『今，10分あるから，話を聴かせてもらえるかな？』『午後から面談室が30分空いている時間帯があるんだけれど，そこでどうかなあ？』といったことは，おそらく現場でもされていることと思います。その時に，本当にあなたに関心があって，一緒にどうにかしたいと思っているというマインドをどのように込めるかだと思うのです。

　そこには，師長さんの個性も入ると思いますが，私はそれでいいと思っていますよ。」

羽下は，「マインドか…」とつぶやきながら，山原の言葉で，少し自分の中の攻撃的な思いが和らいだのを感じた。

山原「皆さんがこの研修に参加してくれた理由の中には，自分が変わりたいというのがあると思います。そして，周りのスタッフにもっと良くなってほしい。そんな想いがあるからこそ，来てくれたんだとも思います。想像してみてください。あなたの上司が1日の仕事を終えて疲れているだろうに，あなたともっといい関係になりたい。どうやったら安心してもらえるのか。そう思って，笑顔の練習，声かけの練習を一生懸命している人だったらどうですか？」

山原の問いかけは，参加している看護師長たちの誰もが，考えてもいないことだった。

山原「そんな人がいたら，素敵じゃない？ 私だったら，そんな人と働けただけで，幸せだと思います。それが，ここにいる1人ひとり，あなたです。あなたたちは，宝石です。これから，一緒にチャレンジしていきましょう！」

目を潤ませて参加者に語りかける山原の言葉に，会場の空気が変わった。

碇「ちょっと自分のこと，好きになれた気がする。」

碇はつぶやいた。そして，「あっ，これが，自己受容なのか」と，碇は，体が軽くなるのを感じた。

音無「うまくやれるかどうか。スタッフたちが受け入れてくれるか，心配です…。」

音無がつぶやいた。

山原「そうよね。良かれと思ってやったのに拒否されたら傷つくものね。アドラー心理学ではこんなふうに考えているの。」

山原は，アドラー心理学の考え方を披露した。

不完全である勇気

自分が失敗する可能性があることを認めること。失敗してはいけないと思っていると，チャレンジすることが難しくなります。

山原「不完全である勇気をもって，課題に取り組む。その姿がスタッフへの

何よりの勇気づけだと私は思うの。"臆病は伝染する。勇気もまた伝染する"ってね。ここにいるあなたの勇気が広がっていくのよ！」

「できるかどうかより，やってみたい」と音無は思った。
「これが，勇気づけかあ。山原部長は，そうやって私たちに勇気づけしてくれているんだなあ」，参加している看護師長たち全員がそう思った。

▽▲

理論編：心理的安全性（psychological safety）

　心理的安全性とは，ハーバード大学ビジネス・スクールのエイミー・C・エドモンドソン氏が 1999 年に提唱した概念です[4〜6]。

　エドモンドソン氏によると，心理的安全性とは，「チーム内で，支援を求めたり自らのミスを認めたりして，対人関係のリスクをとったとしても，公式にも非公式にも制裁を受けるような結果にはならず，安心だとメンバー同士で共有されている信念」のことです。

　この言葉が特に有名になったのは，Google 社が，生産性の高い働き方をするチームの特徴を抽出するために，2012〜2015 年の間に実施した「プロジェクト・アリストテレス」の成果が発表されて以降です[7]。調査結果として，「心理的安全性」の他に，「信頼性（相互に信頼し合っている）」「構造と明確さ（求められていること，プロセス，成果が明確）」「仕事の意味（仕事そのものや成果に意味を見いだせる）」「インパクト（自分の仕事に意義を感じ，社会に良い変化をもたらすと思える）」が重要だと発表されましが，「心理的安全性」は，他の 4 つの土台にあたるくらい重要だと言及されていたのです。

　実は，エドモンドソン氏は初期の研究で，医療機関を対象に調査をしています。調査では，ある看護師が，A 医師の指示に疑問をもつのですが，同じように疑問をもった別の看護師がそれを A 医師に伝えたところ，人前で厳しく叱責を受けていたことを思い出します。そして，A 医師には何も言わないことにするのです。

　結果的には，その疑問が杞憂であったとしても，安全な職場環境であれ

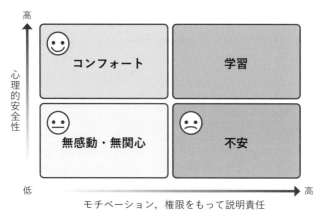

図 2-8　心理的安全性

Edmondson, A.：Building a psychologically safe workplace.（https://www.youtube.com/watch?v=LhoLuui9gX8）（参照 2023-07-10）より筆者翻訳

ば，「ちょっと気になることがあるんですが…」とか，「確認させていただいてもいいですか」と話しかけられるはずです。しかし，自分も叱責されるかもしれないと，二の足を踏んでしまうような環境では，結果的に患者さんが不利益を被るようなことが起きかねません。

　エドモンドソン氏は，優秀なチームほどミスの報告が多いことに気づきます。優秀なチームには何でも率直に話せる風土があるため，ミスが多いというよりは報告数が多いのだと述べています。

　この結果は，日本の医療機関にも当てはまります。医療界では，大きな医療事故が立て続けに起きた 1999 年を医療安全元年とし，その後，様々な取り組みの中で，インシデント・アクシデント報告を行うのが定着してきました。今では，他部署や他者のインシデントについてレポートすることも奨励されています。報告数が多いほど，多職種と共に検討し，改善に向かう機会が増えます。心理的安全性は，職場全体や患者にも大きく影響することなのです（**図 2-8**）。

　ただし，図にあるように心理的安全性が高いだけでは心地良さ（コンフォート）だけが高まることになります。心理的安全性が高く，モチベーションや説明責任が伴うような仕事を通して人は学習するのです。仲が良い，何でも言えればよいだけではなく，管理者はそういう環境を整え，かつ

個としても組織としても成長するということがどういうことかを考える必要があります。

引用文献

1) 岸見一郎，古賀史健：嫌われる勇気―自己啓発の源流「アドラー」の教え．ダイヤモンド社，2013.
2) 平本あきお，前野隆司：アドラー心理学×幸福学でつかむ！―幸せに生きる方法．ワニブックス，2021.
3) 岩井俊憲：7日間で身につける！アドラー心理学ワークブック．宝島社，2014.
4) Edmondson, A.：Psychological safety and learning behavior in work teams. Administrative Science Quarterly, 44(2)：350-383, 1999.
5) エイミー・C・エドモンドソン著，野津智子訳：チームが機能するとはどういうことか―「学習力」と「実行力」を高める実践アプローチ．英治出版，2014.
6) エイミー・C・エドモンドソン著，野津智子訳：恐れのない組織―「心理的安全性」が学習・イノベーション・成長をもたらす．英治出版，2021.
7) Google re：Work：「効果的なチームは何か」を知る．https://rework.withgoogle.com/jp/guides/understanding-team-effectiveness#foster-psychological-safety（参照 2023-07-28）

参考文献

• 宮越大樹：人生を変える！「コーチング脳」のつくり方．ぱる出版，2021.
• アルフレッド・アドラー著，岸見一郎訳：勇気はいかに回復されるのか．アルテ，2014.

第3章

振り返り

研修の3回目。山原看護部長は前回の振り返りから開始しようと思っていた。いろいろな意見や感想が出るだろう。それでいい。そして，3回目が終わる頃にはどうなっていたら良いのかを想像していた。目を閉じると前回の学びをうまく生かせた師長も，うまく生かせられなかった師長も「今のペースで大丈夫。毎日の継続が大切」っていう気持ちになり，笑顔で「お疲れ様」って言えている場面が見えてきた。そう，今日はそんなゴールにしよう。山原看護部長の足取りは軽かった。

コーチング研修 DAY 3

振り返り（宿題をやってみての振り返り─コーチの質問とクライアントの気づき）

今回のテーマは，"振り返り"です！

継続的なコーチングでは，コーチングの時間の冒頭，近況報告があったうえで，前回話し合われたアクションに関しての振り返りをします。

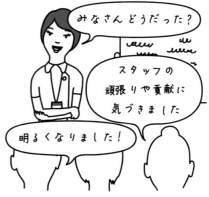

みなさんどうだった？

スタッフの頑張りや貢献に気づきました

明るくなりました！

山原 「皆さん，あれから，宿題をやってみて，どうでしたか？」

今日も，山原の笑顔が眩しい。

看護師長A 「気のせいかもしれませんが，チームの雰囲気が明るくなりました！」

看護師長B 「スタッフが，『今まで誰にも話したことないことを話しちゃいました』と，言ってくれて嬉しかったです！」

看護師長C 「勇気づけをしようという気持ちでスタッフを見ていたら，今まで見えていなかった頑張りや貢献に気づきました。」

　周りの看護師長からは，ポジティブな報告がいくつか出てきた。それを聞きながら，碇は，何かがつっかえているのを感じていた。言おうかどうしようか，ちょっと迷ったが，それでも勇気を出して，手を挙げた。

碇 「全然，ダメでした。難しかったです。スタッフの話を聞いている時に，ついつい途中で評価や判断のモードになっちゃって，口を挟みそうになりました。最後までそれを口には出さなかったけど，話を聞きながら，ざわざわしました。どうしたら，無条件で相手の話を受け入れて聞けるんでしょうか？」

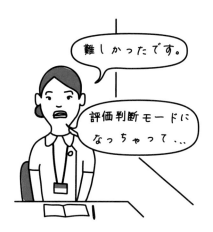

難しかったです。

評価判断モードになっちゃって…

山原 「碇さん，話してくれてありがとう。まずは，評価や判断のモードになっちゃっていることに気づけたのが素晴らしいと思います！　そして，口を挟みそうにはなったけど，それを口にせずに最後まで聞けたんですよね！」

笑顔で言葉をつなぐ山原に，碇は少し恥ずかしくなった。

碇 「ええ…，まぁ。はい。」

山原 「セルフアウェアネスっていって，自分の思考や感情，感覚などに気づいていることって，とても大切なんです。無意識に口に出していたら，変えようがないけど，気づいていたら，これから変えられる可能性があるんですから。」

確かに，今までは無意識で行っていたコミュニケーションに違和感を感じられたのは成長かもしれないと碇は思った。

山原 「さあ，そのうえで聞くんだけど，ざわざわしたのって，碇さんに何が起きてたのかな？」

碇 「う〜ん…スタッフのそのやり方だったら，時間がかかるから，もっと早い方法があるって教えたい気持ちがどんどん強くなって…あっ，そっか。なるほど。」

碇は，話しながら，自身のざわざわの正体に気づいた。私はスタッフの話している内容を聞いて，もっと良い方法があると伝えたかったんだ。周りの看護師長たちも，碇が話しながら自分に納得していく姿に興味津々だった。

▼▲▼▲▼

その様子を見ながら，山原は，参加者全体に対して次の質問をした。

山原 「今回の"勇気づけ"っていうコーチングの宿題に関してだけど，やってみて"良かったこと"は，どんなこと？」

看護師長A 「"ちょっと元気に"を意識して挨拶を続けたら，おとなしい新人スタッフが以前より元気に返してくれるようになりました！」

看護師長B 「対応するのが苦手だなあと思っているスタッフがいるんですけど，否定せず，相手の世界を知りたいと思いながら話を聞いていたら，少し距離感が縮まってきました。」

看護師長C 「患者さんに感謝の言葉を伝えたら，『仕事もできないし，家族にも迷惑をかけてつらかった。あんたに会えて良かった』って言ってくださって嬉しかったです。」

考え込み，なかなか"良かったこと"が出てこない参加者もいたが，最初の「どうでしたか？」という質問よりも「良かったことは？」と質問された方が，具体的に良かったことについての話が出てきた。

▼▲▼▲▼▲▼▲▼▲▼▲▼▲▼▲▼▲▼▲▼▲▼▲▼▲▼▲▼▲▼▲▼▲▼

さて，冒頭の質問と次の質問の2つは，何が違うのでしょうか？

山原看護部長は，今回の研修の冒頭で，前回の宿題に関して**どうだったか**と質問をしました。

すると，ある人は，良かった出来事や，嬉しかったことなどポジティブな話をしましたが，碇看護師長のように，できなかった，難しかったとネガティブな話をする人もいました。

　コーチングの宿題に関して<u>どうだったのか</u>と，大きなくくりで聞くのには，何が出てきてもよい，あるいはいろいろな意見を聞きたいという意図があります。他方，「コーチングの宿題に関して，やってみて"良かったこと"は？」の質問では，コーチングの宿題に関しての中でも，**<u>良かったことは？</u>**に絞っています。人は，質問されると，そのことについて，脳内検索を始めます。良かったことは？と質問されると，良かったことを検索するのです。

　コーチ(管理者)が何に対して，どんな質問をするのかで，クライアント(スタッフ)から出てくるエピソードは変わります。だからこそ，コーチは，どんな意図で質問するのかを意識しておく必要があります。

コーチはどんな意図で質問するのか

　「コーチングの宿題に関して，**<u>できたことは？</u>**」と聞くと
　「新人のAさんに勇気づけの言葉をかけることができました！」
　「スタッフの報告を最後までかぶせずに聞くことができました！」
と"できたこと"の答えが返ってきます。

　「コーチングの宿題に関して，**<u>チャレンジしたことは？</u>**」と聞くと
　「苦手な医師に，声をかけました！」
　「スタッフ面談にチャレンジしました！」
と"チャレンジしたこと"が返ってきます。

　「できたこと」と「チャレンジしたこと」に，同じ答えが返ってくることもありますが，意味合いは微妙に違います。
　できたことは達成したことで，チャレンジは達成していなくても行動を起こせていることです。

「良かったこと」「できたこと」「チャレンジしたこと」について聞くことの意味

　では，なぜコーチが，「良かったこと」「できたこと」「チャレンジしたこと」について質問するのでしょうか。

　それは，クライアント（スタッフ）に，フォーカスを当ててほしいことがそこにあるからです。

　例えば，「次の2つのお皿の絵で，左と右のどちらが気になりますか？」と問いかけると，何と答えますか？　ほとんどの人が右の図と答えるでしょうし，その視線の先は欠けている部分だと思います。

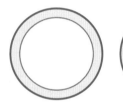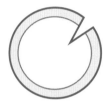

　どうやら私たち人間は，欠けているところに意識をもっていきやすいようです。これは，お皿の絵だけの話ではなく，周りの人や自分自身に対しても同じです。

　日々，できなかったことや失敗に注目して，「今日も○○ができなかった…」「また△△がうまくいかなかった」と，自分を責めたり落ち込んだりすることはありませんか？

　本当は，仕事や家庭など生活の中で，たくさんのタスクをこなし，いろいろなことにチャレンジしているにもかかわらず，そこは見えていないのです。だからコーチングマインドを意識して，コーチはできていることやチャレンジしたことをあえて問いかけます。そうすると相手は自らを振り返り，

　「私，結構やれていたな！」

　「私，思ったよりチャレンジしてた！」

　「そういえば，こんな良かったことあったな！」

と思い出すのです。自分自身への偏った認知が補正され，自己効力感が上がる瞬間です。

　仕事において高みを目指すこと，高い基準を設定することは素晴らしいことです。その高みに対して，まだ足りていないから努力することも素晴らし

いと思います。ただし，足りないところだけを見続けていると，常に「足りない自分」という自己認識をもってしまいます。

　その一方で，良かったことやできたこと，チャレンジや成長を振り返り，「私は，ここまで頑張れた，チャレンジできた，成長できた！」という実感があれば，さらにどうなりたいのかや，今後のビジョンを描くことができます。そして，そこに向かって取り組む勇気をもつことができるのです。

▽▲▽▲▽▲▽▲▽ ▲ ▽ ▲ ▽ ▲ ▽ ▲ ▽ ▲ ▽ ▲ ▽ ▲ ▽ ▲ ▽ ▲ ▽ ▲ ▽ ▲ ▽ ▲ ▽

[山原]「私がコーチングを学んだ時，業務をこなしきれないし，スタッフとの人間関係も最悪で，管理者としての責任の重さに押しつぶされそうだったの。藁をもつかむ思いで学んでいるはずのコーチングなのに，今回，みんなにやってもらった宿題が全然できなかったのよ。実をいうと，振り返りの時間は“できていない”という思いでいっぱいで，恥ずかしくて，情けなくて逃げ出したかった。本当は『急にスタッフが辞めてしまって，その対応で追われていました。勇気づけどころではなくって，もう大変なのです！』って言いたかったけど，言い訳がましくなりたくなかったしね。そんな時に，コーチがこんなふうに問いかけてくれたの。『山原さん，本当に大変だったんですね…。それでも今日は来てくれたんですね…。ところで先ほど，全然できなかったって言っていましたが，**やろうと思ったこと**はどんなことですか？』って。」

　山原の自己開示に，碇は自分を重ね合わせながら聞いていた。

[山原]「その問いかけに対して，私はもう一度，『何もできていませんけど』って答えたら，コーチは笑顔で『行動していなくてもいいですよ。やろうと思ったことはどんなこと？』って問い直されたの。」

　碇の他にも，宿題をできなかった看護師長たちが何人かいた。そして，誰もが，この話を聞きながら，結果として行動できてはいなかったけれども，“やろうと思ったことはなんだったか”を思い返し始めていた。

[山原]「『毎日，挨拶も感謝も元気に伝えたいって思っていました！　けど，ス

タッフが辞めて，頭がぐちゃぐちゃで余裕がなくなっちゃって…。』そう必死で話す私に，コーチが優しく微笑みながら，拍手して，『大変だったね。そんな中，来てくれて嬉しいです』って言ってくれた。そして，『どうして，挨拶や感謝を伝えたかったの？』って質問されて気づいたの。最悪な雰囲気のチームを少しでも良くしたい。でも，言えなかったのは，せっかく伝えた挨拶の言葉や感謝の気持ちを拒否されるのが怖かったから自分に言い訳したんだって。」

当時を思い返しながら語る山原の目は心なしか潤んでいるようだった。

山原 「『山原さん，やろうと思っていたんだから，可能性はゼロじゃない。何より，ここに来てくれたことは，何かを変えようって思っているからだよね！』というコーチの言葉を聞いて，ハッとしたの。動けていないけれども，諦めていない自分に気づけた瞬間に，自分に言い訳をしている自分のことも受け入れられたし，心底勇気が湧いてきたわ。」

コーチは何にフォーカスするのか

できたことやチャレンジしたことなど，ポジティブな側面だけをフォーカスするのは，甘やかしではないのか。それでは，人は成長しないのではないかと心配されるかもしれません。もちろん，できなかったことや改善点から目をそらすわけではありません。その部分の関わり方に関しては，後ほど説明します（▶61ページ）。

その前に，コーチがどんな存在なのかを押さえておきましょう。

コーチとは，**クライアントよりクライアントの可能性を信じている人**です。つまり，あなたよりも，あなたの可能性を信じている人です。

だからコーチは，クライアントの可能性にフォーカスしているのです。

まだ形になっていないかもしれないし，動けていないかもしれない（図3-1）。それでも，コーチは知りたいし，クライアントに知ってほしいのです。自分自身の素晴らしさ，自分自身の可能性を。

このように，相手を人生の主人公だと尊敬し，課題を克服する力があると信じて関わるコーチの姿勢を"コーチングマインド"といいます。

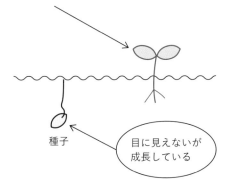

目に見える成長

種子

目に見えないが
成長している

図 3-1 まだ形になっていない成長に注目してほしい

関わる側がその人をどう思っているかが，相手の成長に影響する

ピグマリオン効果をご存知でしょうか？

ハーバード大学のロバート・ローゼンタール氏が行った実験で，ある検査の結果，成績が向上する可能性が高いと予測される生徒の名前が教師に伝えられました。実はこの情報は嘘で，実際にはランダムに選ばれた生徒でした。しかし，数か月後，選ばれた生徒の成績が実際に向上していたのです。ピグマリオン効果とは，相手に肯定的な期待をすると，それが実現するというものです。逆に，相手に否定的な期待をすると，それが実現する（ゴーレム効果）というものもあります。

このような考え方に基づくと，クライアント（スタッフ）の成長は，コーチ（管理者）がクライアント（スタッフ）をどう思っているか次第なのです。

できなかったところ，失敗をどう振り返るか

ポジティブな側面にフォーカスすることの重要性について触れましたが，できなかったところ，失敗に関しても目をそらすわけではありません。

私たちは，成功から学び，失敗からもたくさんのことを学びます。しかし，人は，さんざん失敗を振り返ったあとに成功をイメージするより，成功を振り返ったあとに失敗を振り返る方が，受け入れやすいように思います。

面談の場面を想像してみてください。さんざんダメ出しされたあとに良かったことを言われるより，良かったことをたくさん承認されたあとに，もう少しこうすれば良かったと言われる方が受け入れやすくないでしょうか。

　さあ，振り返りの際のまとめです。「どこができなかったのか？」「何が悪かったのか？」「こんな結果を招いた原因はどこにあったのか？」などと質問するのではなく，まずは，「できたところは？」「チャレンジできたことは？」「良かったところは？」など，ポジティブな側面をしっかりと振り返りましょう。そのあとで，「どうなっていたら，さらに良かった？」と，今よりも良い状態について問いかけます。

　この問いの前提は，否定ありきではなく，できたところにも目を向けることで，さらにもっと良くできるという考え方です。先ほど説明したように，コーチはクライアント以上にクライアントの可能性を信じているので，この問いができるのです。

　次に，「そのために，何ができたら良かった？」と，具体的な行動（アクション）を引き出す質問をします。クライアント（スタッフ）は，先の問いで，今よりも良い状態のイメージがついていますので，この問いによって，そこに向けての具体的な"行動"を表現しやすいのです。

　少し高度になりますが，さらに良い状態に向かうためのアクションが整理されたら，「今回の学びを，次に向けてどう生かしていきたい？」と問います。人は過去からの学びを，現在や未来に向けて生かせると信じて問いかけるのです。

　これを繰り返すことで，成功体験からも失敗体験からも学び続け，継続的な成長につなげることができるのです。

▼▲▼

碇　「山原部長！　ダメなところばかり話すスタッフには，どう対応したらいいですか？」

　碇は，口癖が「私は，全然ダメなんです」というスタッフのことを思い出しながら，質問した。

山原　「碇さん，よくぞ聞いてくれました！　スタッフには，それぞれの思考パ

ターンがあります。どちらかというと自分を責めたり自分を評価しない傾向の人もいるし，ポジティブ思考の人もいます。いつもはポジティブな人でも，嫌なことや，うまくいかないことが続くと，ポジティブな側面が影を潜める時もありますよね。そんな時は，先に，ネガ

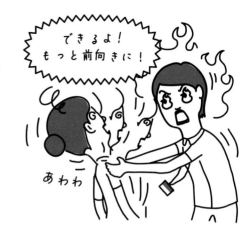

ティブな側面も否定せずにしっかり聴き切ってください。しっかり，聴き切ったあと，『とはいえ，良かったことは？』『とはいえ，チャレンジしたことは？』のように，**とはいえ＋ポジティブな側面**を問いかけてみてください。不思議と，ネガティブを出し切ったあとは，ポジティブな側面にもフォーカスができるようになるものですよ。」

　音無は，「確かに，あまりにもネガティブな気持ちになっている時に，ポジティブなことを問いかけられても，考えられないし，しんどいわ。ポジティブ圧の強い同僚のことを思い出していた。

Column

クリアリング（clearing）のススメ

　相手に不安や心配などネガティブな感情が強い時は，最初にネガティブな思考や感情を吐き出してもらうことをおすすめします。これを「クリアリング」と呼びます。クリアリングは，業界によって用いる意味が異なりますが，コーチングでは，ネガティブを出し切ってスッキリすることで，ポジティブに意識を切り替えて，本題に集中するために用います。

　少し時間をとることもありますが，クリアリングに時間を割く方が結果的にあとの進行がスムーズになったり，その場の目的に近づきやすくなったりします。ネガティブ感情を残したままだと，繰り返し同じこと

をもち出したり，目的にコミットできなくなったりするからです。

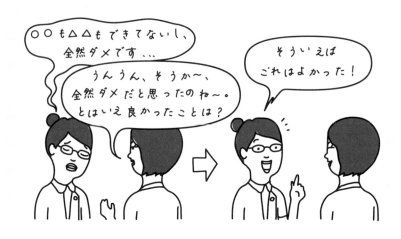

認知論

　人はそれぞれ特有の物の見方，考え方(認知)をもっていて，それによって物事に意見づけをしている。つまり，「1人ひとり，物事のとらえ方や考え方は違う」という考え方をアドラー心理学では認知論と呼びます。

　例えば，美容室でカットした翌日，こちらを見て笑っている人がいた時，「似合っているから微笑みかけている」ととらえる人がいる一方で，「どうせ似合っていない。馬鹿にされている」ととらえる人もいます。

　そして，その認知は，その人の過去の体験や受けた教育などの背景から形成されます。諸説ありますが，アドラー心理学では10歳ぐらいまでにその認知ができ，その認知をもとにその後の人生を意味づけていくと考えられています。

　色眼鏡に例えるとわかりやすいかもしれません。「ダメなところ」が見える眼鏡と，「良いところ」が見える眼鏡の人がいると，同じ新人スタッフの同じ場面を見ても，「まだ全然使えないダメな新人スタッフ」と見えるのか，「慣れない中，頑張っている新人スタッフ」と見えるのかが違うわけです。

　幸いなことに，**認知の眼鏡はかけ替えることができます。**あなた自身で認知

の眼鏡をかけ替えることができますし、コーチのサポートによって、いろいろな眼鏡があると気づくこともできます。コーチングは、関わる相手の認知が、幸せに生きやすい（共同体感覚〈▶22ページ〉に根ざした）ように変わるサポートなのです。

学習の4段階

山原 「皆さんが、コーチングマインドをもつうえで知っておいてほしい考え方があります。<u>NLP</u>＊という心理学の考え方で<u>学習の4段階</u>っていうんだけど、

1. 知らないから、できない（無意識的無能）
2. 知っているけど、できない（意識的無能）
3. 知っているから、意識すればできる（意識的有能）
4. 意識しなくても、できる（無意識的有能）

　皆さんに当てはめると、スタッフの話の聴き方に関して、知らないけれどできていることもあったと思います（無意識的有能）。でも、知らないから聴けてなかったこと（無意識的無能）や、どう聴けばいいかはわかっていてもできていないこと（意識的無能）もあったと思います。

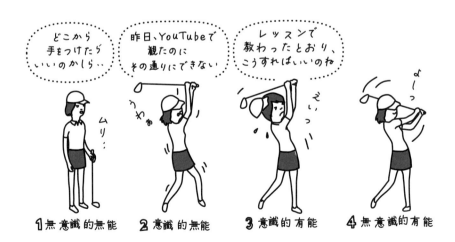

＊**NLP**：Neuro-Linguistic-Programming（神経言語プログラミング）

相手によってできたりできなかったりということもあるでしょうね。ここからです。ここからやり続けることで，意識すればできる状態（意識的有能）になります。ただし，はじめは相当意識しないと，いつもの慣れ親しんだコミュニケーションに戻ります。でも，やり続けていたら，いつの間にか，自然にできている状態になります（無意識的有能）。」

音無 「確かに，採血もはじめはなかなかうまくできなかったけれど，知らない間にできるようになった。それと同じなんだ。」

結構，採血を得意とする音無だが，苦手意識のあった新人時代を思い出しながら，そうつぶやいた。

▼▲▼▲▼

山原 「皆さん，目を閉じてください。そして，『コーチングマインドを育てて良かった』って，心から感じる未来の一場面を想像してください。」

参加している看護師長の中には，「師長さんがいてくれたら安心して看護に集中できます！」「こんなことはじめて人に話しました！」などとスタッフに言われている場面を想像する人たちがいた。また，スタッフが，いきいきと看護に打ち込んでいる姿を描く人たちもいた。誰もがそれぞれの理想の場面を想像し，頬を緩ませ，胸を躍らせた。

山原 「コーチングもコミュニケーションもスポーツと一緒で，体で覚えていくことが大切！ 楽しんで実践してきてね!!」

山原は，最高の笑顔とエネルギー MAX で看護師長たちを送り出した。

宿題

【宿題のテーマ】自分の眼鏡をかけ替える

【宿題】

スタッフや周りの人の「良いところ」「頑張っているところ」「その人のおかげで助かっているところ」を毎日ノートに 5 個書き出す

第4章

チームの空気感を良くする
（プチハッピーでチームビルディング）

Key Points

**毎日はチームの幸せの積み重ね／チームの貢献の伝え合い／
影ほめ（間接勇気づけ）**

「音無さん，調子はどう？」山原は，ラウンドの途中で見かけた音無看護師長に声をかけた。

「山原部長，実は…」音無は，近況を山原に話した。

音無は，困っていた。滅多に起きないアクシデントが起きたと思ったら，矢継ぎ早にトラブルが続き，病棟内の雰囲気が悪くなっていたのだ。ミスを防ぐことに過敏になり，スタッフ同士が責め合い，会話が減り，緊張状態になっていた。そんな中でも，音無は研修の宿題である声かけは，続けていた。おかげで，音無とスタッフとの関係性は比較的良くなり，スタッフたちの懸念を把握することはできていた。ただスタッフたちの，

「またミスしちゃうんじゃないかって，点滴をする時に緊張しちゃうんです。先輩の目も，怖いし。」

「トラブルばっかり続いていたから，今日も何か起きるんじゃないかって憂うつで。」

「最近，周りの人の動きが，いちいち気になるんです。ちょっとしたことで，まずいんじゃないかって思っちゃったりして。」

などの会話を耳にし，スタッフたちを覆っている不安感や緊張にどう対処したら良いのか頭を悩ませていたのだ。

「音無さん，話してくれてありがとう。スタッフたちが不安を抱えている中で声をかけ続けている音無さんの姿に私が勇気をもらったわ。今日の研修にピッタリのテーマだから，楽しみにしておいて。」

山原の言葉に音無の心がほっとした。

「そうだな。前の私なら，こんな状態の中で声かけを続けることなんかで

きてなかった。スタッフへの勇気づけだけは，続けよう。」

プチハッピーでみんなの幸福度をアップ
プロジェクト（プチハッピー Part 1）

山原 「皆さん，こんにちは！ 今日は4回目ですね。その後，チームの雰囲気
やスタッフとの関係性はどうですか？ 全体的に良い雰囲気になってき
たとか，あまり話さない人が話すようになってきたとか，いくつか嬉し
い感想も聞いています。それと同時に，個人的な関係性は良くなってき
たけど，スタッフ同士の関係性や，チーム全体の雰囲気にアプローチす
る方法はないか？ そんな相談も
いただいています。ということ
で今日のテーマはミーティング
改革，その名も，"プチハッピー
でみんなの幸福度をアップ"プロ
ジェクト‼」

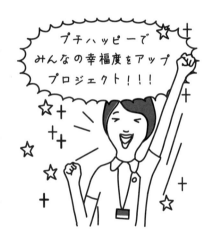

　山原のテンションとワクワク系のプ
ロジェクト名に，以前なら引きっぱな
しの看護師長たちだったが，ずいぶん
慣れっこになったようで，大半は笑顔
で聞いていた。あまりにもベタなネー
ミングに，苦笑する顔も交じってはいたが。

山原 「みんな，大丈夫？プロジェクト名，一晩考えたんだけど，ダメかな。」
　場の空気感に一瞬，ひるんだ山原を音無が励ました。

音無 「そ，そんなことないです！ 楽しみです。」

山原「私が，コーチングを学んだばかりの時は，管理者として，スタッフの生産性がどうやったら上がるのか？ チームのパフォーマンスがどうやったら上がるのか？ そのことばかり考えていました。それで，面談の時間に，スタッフにどれぐらいタスクがこなせたのか，チェックリストがどれくらい埋まったのかの確認をやり出したの。なぜ，できなかったの？ ということばかり気になって質問していたら，みんな元気がなくなっていったことがあったのね。」

少し，トーンダウンした山原に碇が突っ込んだ。

碇「それって，コーチは良いところやできているところ，それにチャレンジに光を当てるっていう前回の学びと逆ですよね！」

山原「その通り。まだ，その頃は，知らなかったのよ。でも，チームの雰囲気やパフォーマンスが下がっていることには気づけた。その時に，コーチに『どうして，生産性やパフォーマンスが上がってほしいのか？』と問いかけられたの。そう聞かれて，生産性やパフォーマンスを上げることは大切だけど，本当は，スタッフのみんなに幸せ気分で働いてほしかったんだって気づけた。だからみんなに，ダメなところを探すのではなくて，ハッピーを探そうって提案したの。でもね，毎朝，昨日幸せだったことを発表って言われても，そんなに幸せなんかないって出てこなかったの。だから，工夫してみてやってみたのが，小さな幸せプチハッピー！」

碇「プ̇チ̇って？」

また，碇が突っ込んだ。

山原「まぁ，まぁ，やってみましょう。」

手順

1. メンバーで円になる。
2. 1人ひと言（10秒以内ぐらい）で，昨日のプチハッピーだったことを言う。
3. 全員で拍手！（いいね！ や最高！ などで応答するともっと良い）
4. 時計回りで全員終わるまで続ける。

看護師長たちが，それぞれ5人ほどのグループに分かれた。

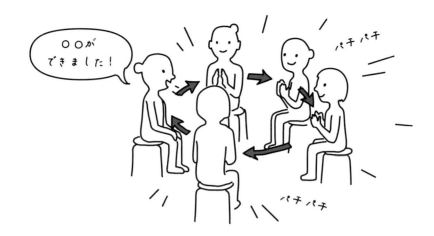

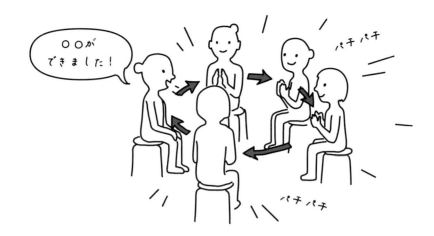

「○○ができました！」

山原「それでは，スタート！」

　山原の合図とともに，各グループがプチハッピーを始めた。しかし，すぐに「難しい！」「思い浮かばない！」そんな声が続出した。

山原「みんな，だからプチなのよ。プチって，小さいとかささやかってことだから，通勤の時に綺麗な花が咲いていたことに気づいたとか，今日はお日様が気持ちよかったとか，電車の中でイケメンを見たとか，そんな感じでいいのよ。ハッピーを宝くじが当たったレベルととらえてしまうと，なかなかないわよね。ポイントは，ハッピーのハードルを下げることです。プチなハッピーね！」

　笑顔で話す山原の事例を聞いて，看護師長たちは，ハッピーではなく，"プチ"ハッピーであることの意味を理解した。

▼▲▼▲▼

山原「では，あらためて，スタート！」

　山原が再度の合図を送る頃には，看護師長たちに笑顔が出ていた。

師長「夫が食器を洗ってくれた！」「席を譲った高齢者さんが喜んでくれた！」「近所にケーキ屋ができた！」

　最初は拍手だったが，次第に，「いいね！」「最高！」などのかけ声も聞こえてきた。

　その後，「気持ちが明るくなりました」「拍手とか，いいねとか言われるとテ

ンション上がりますね」と，看護師長
たちからはポジティブな感想が出てき
た。

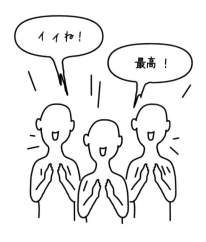

山原「良かれと思って反省点ばかりに
目を向けていたら，気持ちが沈
んでパフォーマンスが落ち
ちゃった。でも，今ある幸せに
目を向けたら，気持ちが明るく
なって，パフォーマンスも上
がったの。今回は，プチハッ
ピーをそれぞれの職場で実践してみてください。そして，自分自身の変
化とスタッフやチームの変化を観察してきてください。2週間後に振り
返り会をやります。」

研修が終わろうとしている時に音無が口を開いた。

音無「プチハッピーを探すってすごくいいと思うのですが，うちの病棟は，
今，雰囲気が悪くて，受け入れてくれるのか不安なんです。」

山原「音無さん，素直な気持ちを教えてくれてありがとう。皆さんもそうで
すが，何かを導入する時に，準備性を考えるのは重要ですよね。いきな
り始めて大丈夫な場合もあるけれど，ここは丁寧にいきましょう。導入
する目的を自分の言葉でスタッフに伝えてください。ちなみに，音無さ
んが目的を伝えるとしたら，なんて伝える？」

音無「えっと，ミスやトラブルが続いて，チームの雰囲気がギクシャクして
嫌だから，それを変えるために…。」

山原「そうね。音無さん，チームの雰囲気がギクシャクしてそれが嫌だから，
それで，本当はどうなってほしいの？」

音無「そう…，だから，本当はみんなが安心できる雰囲気で気持ちよく働い
てほしいんです。」

山原「素敵ね！ そんなふうに目的論で，どうなってほしいかを伝えましょ
う！」

"プチハッピー"プロジェクト導入時のポイント

　新しいことを職場に導入する時，自分とスタッフとの関係性やその時のノリや雰囲気で受け入れてくれる場合もあります。たとえ，楽しかったことや嬉しかったことを話すという誰もが傷ついたり嫌がったりしそうにない内容であっても，みんなの前で話すことに慣れていなければ気恥ずかしいものです。そのため，まずは導入の目的を伝えることを大切にしてください。導入することで，それぞれのスタッフやチームに，どうなってほしいのかを伝えるのが大事です。音無看護師長のチームのように雰囲気が良くない場合には，看護主任と思いをきっちり共有したら，1人ひとりに個別にコミュニケーションをとりながら目的と思いを伝える方が，協力を得られやすくなるでしょう。

　また，すぐには"ハッピー"が出てこないことは織り込み済みくらいの気持ちでスタートさせてみてください。そして，"プチハッピー"は日常の小さな幸せ（プチハッピー）でよいとハッピーのハードルを下げることを事例を交えながら説明すると，イメージがつきやすくなります。

　最初は，参加者は恥ずかしさの壁に直面します。そのため，導入する側が率先して素敵な雰囲気の表情を出しながら，拍手をする，心地よい声出しをするなどで場をつくってください。

宿題

❶ 毎日のミーティングでプチハッピーを実施
❷ 自分自身の変化を観察
❸ スタッフやチームの変化を観察

"プチハッピー"プロジェクト導入後のポイント

　関係性や雰囲気が良いチームだと，プチハッピーを伝えることでいきなり

良い反応があるかもしれません。しかし，即効性を期待しないでください。最初は，リズムが悪かったり，プチハッピーが出てこなかったりすることがあります。忙しくてミーティングが開催できないこともあるでしょう。そんな時に，自分や参加者を責めることなく，とにかく，しばらく続けましょう。そして，自分自身とスタッフやチームの変化に意識を向けてください。

コーチング研修
DAY 5

2週間後の振り返り（プチハッピー Part 2）

山原 「みんな！ プチハッピー，続けてみてどうだった？ まずは，自分自身の変化は？」

　山原の問いかけに，音無は，この2週間の自分の変化を振り返っていた。

　最初は，やりたい気持ちはあるが，あの雰囲気の中でのプチハッピー探しは上滑りして効果が期待できないと思った。ただ，ミスに過敏になり緊張感の中で苦しんでいるスタッフたちに，安心して気持ちよく仕事をしてほしい。そういう職場を一緒につくりたいと心から願っている自分の気持ちはしっかり確認することができた。その想いを，合間を見ながら1人ひとりに伝えた。幸い，普段からの声かけや勇気づけが功を奏して，音無の想いを好意的に受け止めてくれ，また，全員がこのままじゃいけないと思っているという気持ちも知ることができた。

　プチハッピーを口に出す，そんなキャラではない。名前の通り，私はおとなしい性格なのだ。でも，チームの雰囲気を良くするためには，そんなことを言っている場合ではない。そんな葛藤があった。

　音無にとっては，大きなチャレンジであった。スタートから数日は，必死だった。プチハッピーなんて考えたこともない。でも，リーダーである自分から何も出てこなかったら，ミーティングが成立しない。前日から，プチハッピーを一生懸命に探していた。しかし，1週間もしないうちに，プチハッピーはすぐに見つかるようになっていた。

はじめは，プチハッピーのネタづくりに，意識的にスイーツを食べに行ってみたりした。ハッピーをつくろうとしていた。そういう自分の行動を通して，これまで自分をハッピーにしようなんて思って行動したことなどなかったことにも気づけた。それも良い経験だった。意識すれば日常生活の中で小さな幸せをつくり出すことができる。そして，プチハッピーを探し続けることで，普段から，たくさんの小さな幸せに囲まれていたことに気づいた。エアコンが動いてくれている，虫歯が治った，子どもがお弁当を完食した，通勤バスが定刻に来た，スタッフの急休みがゼロだった，エレベータのドアを開けて乗るのを待ってくれていた…。プチハッピーはないのではなく，すでにあった。そのことに気づかずに生きていた。

　朝礼でプチハッピーを発表して，仲間に承認されて気持ちが良くなる。そのことで，良い気分で1日を過ごすことができる。仕事にも前向きでいられる時間が増えた。普段から小さな幸せに目がいくことで，仕事以外の時間も気分良くいられるようになってきた。驚きである。

　他の看護師長たちも，同じように，はじめはプチハッピーを探すことに苦労したし，幸せなことなどないと思っていたが，すでにあることに気づいたし，小さな幸せに気づく自分になれたと口にしていた。そして，以前よりも，スタッフをはじめとする周りの人に，「ありがとう。助かった」の勇気づけができるようになっていた。なぜなら，これまで以上に幸せに気づくようになったから。

山原 「スタッフや，チームの変化はどうかしら？」
　と山原が聞いた。

看護師長A 「うちのスタッフたちは，結構，ノリがいいので，最初からいい感じでした。それでも，ハッピーなんかないって言っていましたが。続けていたら，どんどん言ってくれるようになって，さらに雰囲気も良くなって，笑顔も増えています。」

　そんな看護師長の言葉を聞きながら，音無は自部署ではそんなに簡単ではなかったなあと振り返っていた。音無の病棟のスタッフたちは，最初は緊張

状態だった。理解を示して協力はしてくれるが言葉が出なかった。プチハッピーが見つからないからだけではない。どんなテンションで，どんなふうに言ったら良いのか，お互いに様子を見ているようだった。それでも，絞り出てきた言葉に笑顔で拍手を続けた。そして，「最高！」「素敵！」など，合いの手を入れたりもした。少しでも場を和ませたい。盛り上げたい。その一心であった。ちなみに，音無は，カラオケでも歌わずに聞くだけのタイプである。人前ではしゃぐのも恥ずかしいのだ。

　ヒヤヒヤしながら，続けているうちに，スタッフたちからプチハッピーが出やすくなってきた。

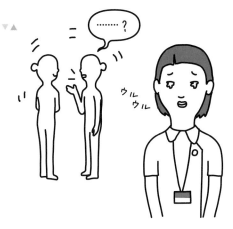

　音無は最近のスタッフたちの様子を思い出してみた。そういえば，この研修の前に，後輩から先輩に質問をするという光影を目にしていたのを目撃していた。ちょっと前まで，ミスを恐れて萎縮していた新人ナースと，ミスに過敏になり，イライラした空気を抑えられなかった先輩ナースが，コミュニケーションをとっていたのだ。それだけではない。他のスタッフ同士のコミュニケーションが目に見えて増えていた。そういえば，あの張り詰めた緊張状態もなくなっていた。まだ，安心とまでは言えないが，明らかに，コミュニケーションの量も質も変化していた。そのことに気づいた音無は，目を潤ませ，ぐっとくるものをこらえるのに必死だった。

　振り返り会が終わり，病棟に戻る廊下で，音無は山原に呼び止められた。
山原「音無さん，振り返ってどうだった？」
　音無は，この2週間での自分自身の変化とスタッフ，チームの変化を山原に報告した。

山原 「音無さん，本当にナイスチャレンジだったね！」

　音無よりも目が潤んでいるのは山原の方だった。少し間を置き山原は言った。

山原 「臆病は伝染する。勇気も伝染する。まさしく，音無さんの勇気がスタッフのみんなにも伝染したんだって私は思う。」

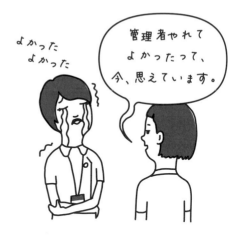

よかった
よかった

管理者やれて
よかったって、
今、思えています。

音無 「山原部長が研修の初日に教えてくださった，コーチを育ててくれるのは，クライアントです，上司を育ててくれるのは，部下たちです，という言葉。今，実感しています。私，社交的でもないし，師長に向いてないってずっと思っていました。管理者ってしんどいなってずっと思っていました。でも，管理者やれてよかったって，今，はじめて思えています。」

　音無も，こんな言葉を伝えている自分に驚いた。そして山原を見てさらに驚いた。山原の目はナイアガラの滝のようになっていたのだ。

▼▲

スタッフの認知の眼鏡をかけ替える

　第3章で触れたように，アドラー心理学には認知論という考え方があります（▶64 ページ）。

　人は誰しもが，それぞれの色眼鏡（認知）で世の中を見ているのです。不幸にフォーカスした眼鏡で世界を見る人と幸せにフォーカスした眼鏡で世界を見る人では，同じ世界に生きていても，見える世界が違います。

　第3章では，コーチ（管理者）の眼鏡を変えるトレーニングを行いました。今回紹介したプチハッピープロジェクトは，スタッフたちがそれぞれの眼鏡を変えるトレーニングです。

プチハッピーの効果

- 心の状態が良くなる
- チームの雰囲気が良くなる
- コミュニケーションが増える
- 仕事のパフォーマンスが上がる
- 日常の小さな幸せに気づく

などです。

　ただ，ここで思い出してほしいのは，最初の宿題だった声かけや勇気づけを音無看護師長が続けていたことです。続けたことで，スタッフ間の関係性は悪くなっても，看護師長とスタッフの関係性は良くなっていました。

　たかが声かけ，されど声かけ。面談の時間だけすごい技術のコーチングを披露するよりも，普段の小さな関わりが大切です。

コーチング研修
DAY 6

より良い関係性構築 上級編（プチハッピー Part 3）

山原「皆さん，その後，プチハッピーの効果はどうですか？ 困ったことはありませんか？」

碇「うちの病棟の新人が，『私は，足を引っ張ってばかりで申し訳ないです』と言いながら泣き出したんです。」

　そして，肩を落としながら続けた。

碇「プチハッピーや声かけを続けながら，雰囲気も良くなってきていたのを感じていた矢先だったので，ショックで…。」

　ため息をつく碇に山原が問いかけた。

山原「何がショックだったの？」

　すると碇は堰を切ったように話し出した。

碇「すごくできるとは言わないですけど，真面目に仕事にも取り組んでいるスタッフなんです。看護師になったきっかけも，被災地のボランティ

アに行った時に，雑用していただけなのに現地の方にありがとうって
言ってもらえたのが嬉しくて，困っている人の役に立ちたいって思った
からだって言ってました。そんなことを目をキラキラさせながら話して
くれたいい子なんです。それなのに，患者さんに叱責を受けたことを
きっかけに，『私は役に立ってない。同期と比べても仕事の覚えも悪い』
と，ずっと自分を責めるんです。いわゆる自己肯定感が低いというので
すかね。」

その話を聞いた他の看護師長も，

看護師長A 「うちの病棟にも，自己肯定感が低いスタッフが結構いて，どう関わっ
ていいか困っています。自己肯定感を上げなさいって言っても，上がら
ないですもん。」

看護師長B 「うちの病棟にもいるわ。」

そんな看護師長たちの話を聞いた山原は，ホワイトボードに何やら書き出
した。

> 勇気づけ
> 「ありがとう!」「助かった!」を伝える。

山原 「これは，みんな続けてくれているわよね！ これが大切。次に，碇さ
ん，その素敵な新人さんのおかげで助かったこととか，いいことって他
のスタッフや患者さんから何か聞いているかしら？」

碇 「患者さんから聞く機会はないのですが，他のスタッフからは，患者さ
んにすごく寄り添っていることや，丁寧な受け答えをすることは聞いて
います。気難しい患者さんも彼女のおかげで機嫌良く過ごしているらし
いです。」

山原 「めちゃくちゃ素敵ね！ それ，その新人さんに伝わっているのかし
ら？」

碇 「どうですかね。私はスタッフに対していいところや感謝を伝えるよう
にしていますけど，スタッフ同士では恥ずかしさもあるし，あえては伝
えていないと思います。」

▼▲▼▲▼

その話を聞いて，山原はニヤリと微笑んだ。まるで，バットマンのジョーカーのような悪人の笑顔だった。

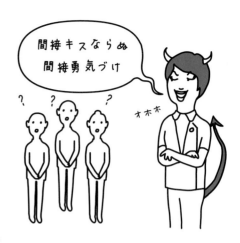

間接キスならぬ
間接勇気づけ

山原「ついにこれを出す時が来たわ。間接キスならぬ，間接勇気づけ！」

看護師長たちの頭の上に？マークが浮かび上がった。

山原「碇さん，これまで碇さんが誰かのおかげで助かったことや感謝を伝えてきたわよね。みんなも，それはしてくれていたわよね。次は，碇さんが誰かから聞いたいいこと，誰かから聞いたその人の貢献を，本人に伝えるの。」

碇は尋ねた。

碇「もちろん，いいなとは思うのですが，本人同士で伝え合った方がいいのではないですか？」

山原「確かに本人同士で伝え合うようになること，スタッフ同士の中でそれが飛び交えば素晴らしいわね。最終的にはそうなることを目指します。だけど，日本人の文化かもしれないけど，そういうことを直接言わない傾向があるなら，その文化を変えていくのよ。」

碇は，看護師長という立場と病棟を良くしたいという強い思いがなければ，自分もそんなことは伝えなかったと思った。あえて言うなんて気恥ずかしいから。

山原「チームの変化は，一足飛びにではなく，一歩ずつよ。まずは，間接的に誰かに聞いたいい噂や貢献を伝えるの。みんなも想像してみて。ある新人スタッフから，『主任が，師長の○○なところを尊敬しているって話されていました』って聞いたら，どんな感じがする？ あるいは，主任から『師長が声をかけてくれたおかげで安心して仕事ができたって新人さんが言ってましたよ』って聞いたら，どうかしら。」

看護師長たちは思わず顔を見合わせた。その後に，ニヤケが止まらなかったのは言うまでもない。

看護師長B「何ですか。この嬉しさは。直接も嬉しいけど，間接的に聞くってすごくいいですね！　魔法ですか？」

山原「でしょう!!　これを教えてくれたのは…。」

そう言うと山原看護部長は遠い目で語り出した。

山原「そう。千葉を熱狂させてくれた。いえ，日本を熱狂させてくれたあの御仁。サッカー元日本代表監督の故イビチャ・オシム先生よ。あの時の私は，師長になったばかりでマネジメントなどわからず必死だった。スタッフへの不満をためていた。さすがに直接本人に不満をぶつけることはしなかったけれど，主任に愚痴をこぼしていたの。それが，主任からそのスタッフに伝わっちゃって，そのスタッフが心を閉ざしてしまったの。チームづくりがうまくいかず，自信を失った。そんな私の唯一の癒しが大好きなサッカー観戦だった。その年のジェフ（現：ジェフユナイテッド市原・千葉）は，前年とほぼ同じメンバーにもかかわらず，全員がハードワークをして選手たちが見違えるようにおもしろいサッカーをやりはじめて，躍動していたの。はじめは，オシム監督の戦術が素晴らしいのだと思った。それはそうなんだけど，試合後の記者会見に衝撃を受けたのよ。ゴールを決めた選手や決定的な仕事をした選手について記者たちは言及するんだけど，オシム監督は，目立たないけどチームのために貢献した選手について話すの。決定機でミスをした選手に対して責めるようなコメントをほしがる記者に『なぜあの守備的なポジションの選手が，試合の終盤にゴール前にいたことに注目しないんだ！』みたいなことを言うのよ。そして，ミスをした選手の個人名を出して非難するようなことはしないの。痺れたわ〜。」

サッカーが全くわからない碇が聞いた。

碇「要するに，どういうことなんですか？」

山原「あっ，ごめんなさい。ついつい思い出して。直接伝えることは大切よ。だけど，人は，間接的に自分の噂を聞いた時，その破壊力は直接聞くことを上回るってこと。自分のことを悪く言われているって，直接言われるより，間接的に知った方がショックじゃない？　歪曲されたり，勘違

いも起きやすいし，疑心暗鬼になっちゃう。逆に，いいことを言われているのも直接言われるよりも，間接的に知った方がパワーが増すって気づいたの。オシム監督は，自己アピールのようなプレーよりも，チームのためのプレーを『見てるんだよ！』って，記者会見や新聞の記事を通じて伝えたの。選手たちは練習からハードワークをしたらしいわ。おそらく，派手なプレーだけではなく，チームのための献身性を『この監督はわかってくれている』という信頼が，1人ひとりの貢献感を加速させたんだと思ったの。これって，サッカーだけじゃない。どんな組織にも通じることだと思った。私も，今いるメンバーでそれぞれが躍動するチームをつくりたいって思ったの。」

碇 「それって，まさしくアドラー心理学の"勝ち負けだけではなく貢献や協力にも注目する"ですね！」

碇の言葉に，

山原 「碇さん，そうなの！ 世界の名監督ってアドラー心理学を知らなくても，同じようなことをやっているんでしょうね。皆さん，世界の名監督の技術を私たちの病院にも生かしましょう！」

▼▲

研修初回からのコーチングマインドを身につける取り組みとして，碇をは

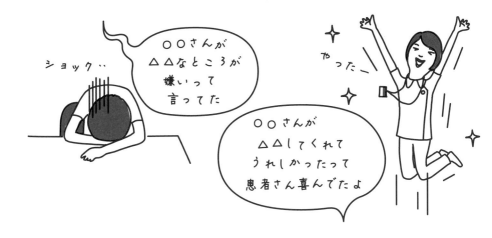

じめとする看護師長たちは，スタッフに対して，次の3つを実施してきました。

1. 「調子はどう？」と笑顔で話しかける
2. 「○○さんのおかげで助かった！ ありがとう！」と伝える勇気づけ
3. 相手の話を聴く（否定せず，最後まで聴く）

「調子はどう？」の声かけで，看護師長からスタッフへのコミュニケーションの回数が増えました。そのことで，スタッフも看護師長と話しやすくなり，看護師長はスタッフの状態を知ることができるようになりました。スタッフが不満や悩みをため込み，もう元には戻れない状態での「辞めたい」という報告だけは避けたいものです。日常的にあるちょっとしたモヤモヤをキャッチすることで，看護師長は事前に対処ができて楽になったという実感も出てきたようです。

また，「ありがとう。助かった」を伝えることで，スタッフの貢献感が上がり，職場への所属感やモチベーションの向上にもつながってきました。

以下に紹介する2つは，その上級編です。

4. 他の人が言っていた良いことや貢献を伝える

ここまでのコミュニケーションでは，看護師長とスタッフの間の安心感や信頼感に注目してきました。次は，スタッフ間の安心感や信頼感を築いていきます。1の声かけ，2の勇気づけをスタッフ同士で実施できるのであれば，ぜひそれを奨励し，継続できるようサポートしてください。

さて，ここでは看護師長ひとりでもできるスタッフ間の関係性を良くする方法をお伝えしましょう。それが，4の「他の人が言っていた良いことや貢献を伝える」という取り組みです。

山原看護部長のエピソードにも出てきましたが，私たちは，身近な人に良いところや感謝を直接伝えることに慣れていません。特に，看護の現場教育では，厳しく育てられてきた人が少なくないため馴染みがない感じもします。先輩看護師が，後輩の成長を嬉しそうに話してくれたり，患者がスタッフのいいところを話してくれたりしているのに，それが本人まで届かないのはもったいないと思います。良いことや感謝は，本人に届けてあげてください。「先輩がそんなふうに思ってくれていたなんて知らなかった」「普段，当

たり前にしていることを，患者さんがそんなふうに感じてくれていたなんて知らなかった」など，それを伝えられたスタッフが勇気づけられます。そのスタッフとそれを言っていた人の関係性が良くなることにもつながります。

Column

働く人の幸福度が高い企業

　以前，徳島県の西精工株式会社という企業を視察させていただいたことがあります。社員の91.4%が月曜日に会社に行くことが楽しみだと回答する企業で，働く人の幸福度が大切にされています。中でも朝礼が有名です。ある日の朝礼テーマは，"利他の精神"でした。小グループになって，リーダーが「利他の精神ってなんですかね？　実際に感じた時は？」と問いかけました。すると，スタッフの1人が「〇〇先輩が昨日，声をかけてくれて，自分に関係ない仕事にもかかわらず，僕の仕事を手伝ってくれました。それが利他の精神だと思いました」と話し出しました。

　するとリーダーがその先輩に「どうして，〇〇君の仕事を手伝ったのですか？」と尋ねたのです。その先輩は少し恥ずかしそうに「何も考えていなかったのですが，〇〇君がたくさん仕事を抱えていそうだったので，声をかけたんです」と答えました。さらにリーダーが他のメンバーに「今の話を聞いてどう思いましたか？」と尋ねました。尋ねられたメンバーは手伝ってもらったスタッフや手伝った先輩のエピソードを聞いて感じたこと，その話を聞いて自分自身に起きたポジティブな影響を伝えていました。そこに参加していたスタッフだけではなく，見学に来ていた私も幸せな気持ちになったのを覚えています。

---

5. 影ぼめ

　あなたは，間接的に自分の悪口や自分への不満を聞いたことがありますか？　直接言われるのも気分が良いものではないですが，間接的に聞かされると，より嫌な気持ちになったり，疑心暗鬼になるものです。伝えた方には悪気がなくても，良くない結果を生みかねないので，リーダー的立場の人は

特に気をつける必要があります。せっかく，メンバーを大切にしてきたとしても，一瞬でチームが崩壊しかねません。

　逆に，先述したように，良いことや感謝も間接的に知るとよりパワフルなものです。そのメンバーのいないところでも，良いことや感謝を口にしましょう。勇気づけの循環が始まります。

体験

　まずは体験してみましょう。

❶ 4～5人のグループになって，その中の1人に後ろを向いて座ってもらいます。

❷ 残りのメンバーがその人の背後で，その人のおかげで助かったことや，その人への感謝を噂話のようにしてください。

❸ 全員が役割交代できたら，背後で良い噂話をされて，どうだったか，感想をシェアしてみましょう。

参考文献
- 木村元彦：オシムの言葉—フィールドの向こうに人生が見える．集英社インターナショナル，2005.
- 千田善：オシムの伝言．みすず書房，2009.
- 野田俊作：アドラー心理学トーキングセミナー 続—勇気づけの家族コミュニケーション．アニマ2001，1992.

※「4. 他の人が言っていたいいことや貢献を伝える」は，浜岡範光氏の考案です。

第5章

モチベーションの源泉を引き出す

Key Points

目的論と原因論／自分軸(価値観・ビジョン)／
人生を主体的に生きる：キャリアの選択／臨場感のある場面の再現

　アドラー心理学には，目的論という考え方があります。その対極にあるのが，原因論です。

　原因論は，何かが起きたらその原因にさかのぼって，何のせいでそうなったのかにフォーカスを当てます。その一方で，**目的論**は，そもそもそのような行動をとったことや，そのような感情になったことには何らかの目的があったはずだと考えます。

　例えば，必要な報告を上司にしないスタッフがいたとします。

　原因論だと，「何のせいで？」「何が原因で？」とスタッフは問われます。すると例えば，以前上司に怒鳴られた経験があって，同じような怖い思いをしたくなかった(原因)から報告**できなかった**となります。

　これを目的論で考えると，「何のために？」「何が目的で？」という思考になります。そうすると，自分が傷つかないため，あるいは，自分を守るために報告**しなかった**といったことが出てきます。

　おそらく皆さんが慣れ親しんでいるのは原因論ではないでしょうか。目的論の考えを取り入れることで，同じ事象でも，とらえ方が変わってきます。また，より広義の目的論とは，人生，仕事，今携わっていることなど，それぞれのテーマにおいて「本当は，どうなったらいいのか？」という目的から考えるようになります。

クライアントの望みは何か

　コーチングでは，様々なテーマの相談を受けますが，結局は，「本当はど

うなったらいいか？」というクライアント自身の望み（目的）が知りたいわけです。クライアントのなりたい姿，ほしい状態（目的地）がわかり，現状（現在地）を把握し，どうやったら現在地から目的地に行けるのか（行き方・手段）を考えて行動に移す。これがシンプルなコーチングの構造です。

そして，その目的のことを私たちは，**自分軸**と呼んでいます。

自分軸とは

自分軸とは，自分のビジョンや価値観のことを指します。

ビジョンは，なりたい姿や理想の未来の状態のことです。また，**価値観**は，大切にしている（したい）ことです。

例えば，「笑顔が溢れ，助け合えるチームにしたい」「人生の最期まで安心して暮らせる地域づくりをしたい」「どんな時も適切な判断ができる看護師長になりたい」などはビジョンです。その未来の姿，状態をイメージするとワクワクするようなことです。

また，「チームの一体感を一番に考えている」「患者さんの思いをしっかり聞くことを大切にしている」「チャレンジすることが大事だ」などは，価値観です。自分が何に価値を置いているのかを表現したものです。

「ああ，それなら，『患者や職員の笑顔が溢れる職場にしたい』っていうのがビジョンで，『スタッフの一体感』が私の価値観だわ」というように，すぐに出てくるという人もいるかもしれません。そういう人は，常日頃からビジョンや価値観を意識されているのかもしれませんね。素晴らしいことです。

ただ，ビジョンや価値観は，1つだけとは限りませんし，自分でも言語化するほどには気づいていないこともあります。コーチはそれを前提に，クライアントのビジョンや価値観をいくつも引き出し，その人の目的に向かっていく力をサポートするのです。

自分軸が明確になると，生きやすくなります。他人の目，評判などを気にせず，意識的に自分が行きたい方角，価値を感じる方向に舵を切るからです。すなわち自分軸は，「自分の人生を主体的に生きる」ための指標なのです。

具体的には，キャリアの選択肢が目の前に複数あったとしましょう。

Ⓐ転勤して看護師長になる

Ⓑ主任のままこの組織に残る

といったことです。

　ⒶとⒷの選択肢を目の前にして，どちらにもメリットとデメリットがありそうです。

　コーチングでは，Ⓐ，Ⓑそれぞれの道を選んだ時の行く末をイメージしてもらいます。どちらの方が心地良いか，どちらの方が自分らしい生き方につながっているだろうかと。つまり，ビジョンにつながっているか，あるいは価値観に沿っているかということを確認しているのです。

　自分軸は，これ以外にも，患者のケア方針，グループ活動の人選，勤務表を作成したりなど，あらゆる選択の場面で指針となります。

　また，普段のやる気にも大きく影響します。ビジョンや価値観などに沿った仕事だとやる気が増したり継続したりします。そのことが成長にもつながるでしょう。しかし，自分が行きたい方向と異なることや意に沿わない仕事だと，やる気は起きません。なんとなくやりたくないとか，感情レベルで嫌いというのではなく，自分軸とずれているからやる気が起きていないのだとわかれば，軸に合うように出来事を修正していくことができます。あるいは，出来事から新たな価値観を見つけていくこともできるでしょう。コーチングはそんな場面でも有効です。

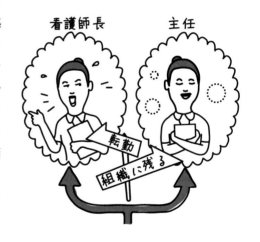

　また，自分軸こそが，**やる気（モチベーション）**の源泉です。

　ちなみにモチベーションには，給料や休み，地位など，外から与えられる「外発的なモチベーション」と，内側から湧いてくる「内発的なモチベーショ

ン」の2種類があります。

　外発的なモチベーションは正当な対価を受け取るという意味で大切ですが，残念ながら無限に使えるものではありません。一方，内発的なモチベーションは，無限です。内側から湧いてくるやる気の源泉だからです。

　では，やる気の源泉である自分軸はどうすれば見つかるのでしょうか？

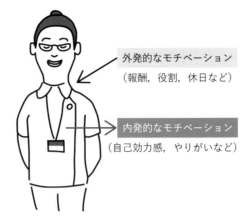

外発的なモチベーション
（報酬，役割，休日など）

内発的なモチベーション
（自己効力感，やりがいなど）

価値観を引き出す

　自分軸の1つである**価値観**は，印象に残っている出来事の中にあります。看護師としての価値観であれば，

- 看護師になろうと思ったきっかけになる出来事
- 看護師をしてきた中で，やりがいを感じたことや嬉しかったことなど，良かった出来事（プラスの感情が伴う出来事）
- 看護師をしてきた中で，悔しかったことやつらかったことなど，嫌だった出来事（マイナスの感情が伴う出来事）

など，過去の印象に残っている出来事を具体的に話してもらいます。

　抽象的な出来事の説明ではなく，過去の出来事を可能な限り具体的に話してもらうことで，クライアントには，まるでその時の出来事を再体験しているかのように感じてほしいのです。私たちは，この質問技法を，**場面化臨場感**と呼んでいます。

　例えば，きっかけについてであれば，「子どもの時の入院です」という抽象的な話ではなく，それを具体的に話してもらい，特に印象に残っている場面を再体験できるように質問します。

管理者 「〇〇さんが，看護師になろうと思ったきっかけを教えてください。」

スタッフ 「小学校3年生の時に，交通事故で入院したことです。」

管理者「その中でも，印象に残っていのはどんな場面ですか？」

スタッフ「初めての入院で不安で泣いてしまった時に，担当の看護師さんが隣に来て，背中をさすってくれた場面です。」

管理者「そうなんですね。その看護師さんが，どんなふうに背中をさすってくれたんですか？」

スタッフ「私が暗い部屋でベッドに座って泣いていたら，隣に座って，小さいけど優しい声で『怖いよね〜。寂しいよね〜。でも，大丈夫だからね』って言いながら，こんなふうにゆっくりと背中をさすってくれて…。」

大丈夫
だからね

管理者「あぁ，こんなふうに，さすってくれたんですね。では，しばらく言葉を止めて，この時の感覚，気持ちを感じましょう。」（コーチも一緒にその場面を想像して体験しながら）

管理者「どんな気持ちですか？」

スタッフ「じわ〜っと体が温かくなって…，すごい安心感で…。」

管理者「〇〇さんにとって，何が良かったんですか？」

スタッフ「う〜ん…包み込んでくれるような優しさですね…。」

管理者「あらためて，〇〇さんが大切にしていることって，どんなことですか？」

スタッフ「…安心感を感じてもらえることです。そう！　私も，あの看護師さんみたいに，関わる患者さんにもご家族にも安心してもらえる存在になりたいって思ったんです！」

▽▲▽▲▽

　場面化のヒントは，「**いつ？（時）**」「**どこで？（場所）**」「**誰と？（登場人物）**」「**何が起きた？（出来事）**」を細かく聞くことです。

　抽象度の高い出来事が出てきてもそこでわかった気にならず，その中でも

印象に残っている出来事を聞き，さらに具体的な場面に迫っていきます。

そして，その時の五感や状態に触れていきます。

五感については次のようなことを聞いていきます。

視覚
- 何が見えていた？（風景や相手の表情など）
- どんなふうに見えていた？

聴覚
- どんな音が聞こえていた？
- どんな声が聞こえていた？（相手が言った言葉など）
- どんなふうに聞こえていた？

嗅覚
- どんな匂いだった？（焦げた匂い，甘い匂い）
- どんなふうに匂った？

体感覚
- どんな感覚だった？（温かい，冷たい，痺れる，締めつけられるなど）
- どんなふうに感じた？

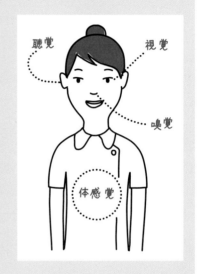

そして，その時の状態を聞くために
- どんな動きをしていたか？
- どんな体勢だったか？

などを聞きます。

上記の全てを網羅するわけではないですし，順番が決まっているわけでもありませんが，クライアントが体験した世界をコーチも同じように感じられるように質問をすることで，クライアントがその時の場面を再体験することができます。

▼▲▼▲▼

先ほどの場面を例にとっても，コーチが「どんなふうにさすってくれたのか」とか，「その時の気持ちを思い出して」と話しかけています。それによって，クライアントは，その時の場面を臨場感をもって再現できます。再体験といってもよいでしょう。

　再体験することで，その時の感情とつながり，その奥にある価値観に触れることができるのです。

　クライアントがその時の場面を再体験しながら，その時の感覚，感情につながっている状態で，コーチもその時の場面をイメージし，感覚，感情を同じように感じようとしながら，

感情
● どんな気持ち？

源泉
● 何がそんな気持ちにさせているのでしょうか？
● ○○さんにとって何が良かったのでしょうか？

価値観
● ○○さんが大切にしていることは，どんなことですか？
● ○○さんにとって，何が大切ですか？

と感情の奥にある価値観を引き出す質問をします。

Column

価値観を見つける時に，印象に残っている出来事について質問するのはなぜか

　印象に残っているのは，感情が動いたからです。感情が動いたのは，その奥に価値観があるからです。大切にしている価値観が満たされたから嬉しさや喜びを感じるし，その価値観が満たされていなかったり，ないがしろにされているから，苦しさや悔しさを感じるのです。

ビジョンを引き出す

次に，もう1つの自分軸であるビジョンを引き出します。

> ● 看護師として，どうなっていたら最高ですか？ 理想の状態は？（どんな人とどんなことができていたらいい？ 人間関係はどうなっていたらいい？ どんな医療を提供できていたらいい？）

などの質問をします。それは相手の描く理想の状態を知りたいからです。

いきなりどうなったらいいのかを質問して，明確にビジョンを語れる人はそれほどいません。ただ，しっかりと過去を振り返り，大切な価値観を掘り起こしていれば，理想の未来はイメージしやすくなります。価値観を満たす未来がビジョンともいえるのです。

あなたは価値観型ですか？　ビジョン型ですか？

平本あきお氏は，価値観とビジョンのどちらの自分軸が強いかは，人それぞれであると言っています。

価値観の方がよりしっくりくる人は，価値観が満たされているとモチベーションが湧いてくるし，ビジョンの方がしっくりくる人は，ビジョンに近づけている感があるとモチベーションが湧いてきます。

そのため，価値観が自分軸に位置づけられている人は，結果が出ていても価値観が満たされていないとモチベーションが湧かず，つらくなってきます。逆に，価値観が満たされていると，結果がまだ出ていなくとも，モチベーションが湧いてくるのです。

あなたは，価値観傾向と，ビジョン傾向のどちらが強いでしょうか？

コーチング研修
DAY **7**

自分軸（価値観・ビジョン）を見つけよう！

山原「今日は，皆さんの仕事の目的，つまり自分軸について聴かせてください。誰か，みんなの前でコーチングを受けてくださる方いませんか？」

　山原看護部長からの問いかけに，大越副看護部長が手を挙げた。

大越「私にクライアントをさせていただけますか？」

山原「もちろんよ！」

大越「ぜひ，お願いします。ちょっと緊張するな～。」

　狂犬と呼ばれている大越がチワワのように見えた。

山原「看護師になってから，つらかった，苦しかったなど，嫌だった出来事ってどんな出来事でしたか？」

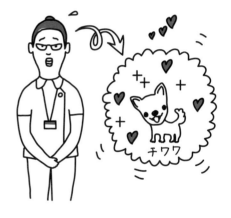

大越「師長になって2年目ぐらいだったと思うのですが，スタッフが医療ミスを起こしてしまいまして。そのスタッフと面談をしたのですが，それっきり，病院に来なくなったんです。それがつらかった出来事です。」

山原「大越さん，話してくれてありがとう。その中でも，特に印象に残っている場面はどんな場面ですか？」

大越「面談の時です。あの時の彼女の話す様子が印象に残っています。」

山原「彼女は，どんな様子だった？　表情や言葉，雰囲気は？」

大越「しっかりとした口調で受け答えしていました。だから，大丈夫だと思ったんです。でも，部屋を出る時に一礼して『申し訳ありませんでした』って小さい声で言った時，表情が歪んでいました。」

山原「大越さん。あの時の面談の場所，彼女の表情，雰囲気，思い出して…。」

　大越の目に涙が溢れた。

山原「どんな気持ち？」

大越「悔しい…。本当に悔しい。」

山原「何がこんなに悔しいのかな？」

大越「すごく看護が好きないい子だったのに。気丈に振る舞っていただけでどれだけ傷ついていたのか。どうして，気づいてあげられなかったのか。彼女が全部自分の責任だって抱え込んでたんじゃないかって思うと，悔しくて。それに気づかなかった自分にも，ケアできなかった病院にも腹が立って…。」

山原「うんうん。そんなことがあったんだね。だからこそ，大越さんが大切にしていることってどんなことなの？」

大越「守る…。看護師を守る。スタッフを守る。」

山原「そうか。大越さんは，看護師を守ることを大切にしているんですね。」

　先ほどまで，大越に寄り添い，しっとりとした雰囲気で問いかけていた山原が力強く大越から出てきた言葉を返した。

大越「…はい。はい！ そうか！ だからなんだ！」

　大越は自分で発した言葉にもかかわらず，自分の価値観を山原から返されて驚いていた。

　山原からの問いかけに，誰も知らなかった大越の背景が語られた。院長や

医師，上層部の方針にもかまわず噛みついていく姿から，いつしか「狂犬」と呼ばれていた大越。それは，「看護師を守る，スタッフを守る」という価値観からの行動であった。

　碇は，大越が周りから恐れられている一方で慕われている理由がわかったような気がした。そして，大越のことを愛おしく感じた。

山原 「大越さん，どんな管理者
　　　になれていたり，どんな
　　　チームができていたら最
　　　高ですか？」

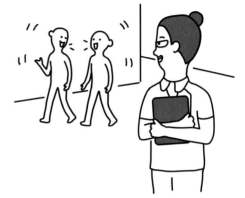

大越 「スタッフたち全員が，笑
　　　顔で安心していきいき看
　　　護をしていて，それを見
　　　守っている管理者になれ
　　　ていたら最高です！」

山原 「素敵ね！ そんな中でも
　　　最高の一場面ってどんな場面なの？」

大越 「スタッフが笑顔で『この病院に来て，やりたかった看護を思い切り楽し
　　　めてます！』って言ってくれたら…もう最高ですね！」

山原 「想像してみて，そのスタッフの表情，雰囲気，そして，その言葉。」

　大越の表情が笑顔でいっぱいになった。そして語り出した。

大越 「こんなことを大切にしていたなんて，自分で話しながらびっくりしま
　　　した。そう言えば山原看護部長の就任当初，部長室で問いかけられて，
　　　答えながら号泣しちゃったあの時も，自分にびっくりしたけれど。価値
　　　観に気づくって，大切な宝物を発見したような感覚でした。」

　「狂犬」と呼ばれている大越が，看護部長室から泣きながら出てきたあの事件。それは，山原からの圧力ではなく，自分軸に触れ，自分自身への感動の涙だったのだ。

▼▲▼▲▼

　その日の研修では，参加者同士で自分軸を引き出すコーチングマインドを

もった関わりを繰り返した。驚きと喜びの声，感動の涙が研修室中に溢れた。

　碇も，自分のこれまでの足取りを振り返った。そして，その中に埋め込まれていた価値観がいかに大切なものか，そして，今まで考えてもいなかったビジョンがいかにワクワクすることなのかに感動した。あらためて，自分のことが好きになれた瞬間だった。そんな碇だからこそ，大越の涙の意味を理解することができた。

> **山原**「あぁぁぁ！　感動！　価値観ってその人が自分の宝物を見つける瞬間！
> 　そして，ビジョンって自分の可能性に気づく瞬間よね!!」

　山原が涙を浮かべて叫んだ。

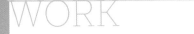

看護師人生を振り返り，自分軸を見つけよう！

　次の質問に対して，あなたの印象に残っている出来事を思い出してください。
そして，それぞれの出来事の印象に残っている場面を思い出し，
● 何がそんな気持ちにさせているのか？
● だからこそ，大切にしていることは何か？
を自分自身に問いかけてみてください。
　良かったこと，嫌だったことの出来事に関しては，1つではなく，いくつも思
い出してみてください。
　様々な出来事の中から，同じ価値観が出てくることもありますし，多様な価値
観が出てくることもあります。

看護師としての価値観

❶ 看護師になるきっかけの出来事は？

［　　　　　　　　　　　　　　　　　　　　　　　　　　　　　　　　　　　］

　それの何が良かったのですか？

［　　　　　　　　　　　　　　　　　　　　　　　　　　　　　　　　　　　］

　あらためて，あなたが看護師として大切にしていることは何ですか？

［　　　　　　　　　　　　　　　　　　　　　　　　　　　　　　　　　　　］

※「たまたま先生にすすめられてなんとなく」のように，必ずしもきっかけに大切な価値観があるとは限
　りません。

❷ 看護師をしてきた中で，やりがいを感じた・嬉しかったなど，良かった出来
　事（プラスの感情が伴う出来事）は？

［　　　　　　　　　　　　　　　　　　　　　　　　　　　　　　　　　　　］

　それの何が良かったのですか？

［　　　　　　　　　　　　　　　　　　　　　　　　　　　　　　　　　　　］

あらためて，あなたが看護師として大切にしていることは何ですか？

[ ]

❸ 看護師をしてきた中で，悔しかった・つらかったなど，嫌だった出来事(マイナスの感情が伴う出来事)は？

[ ]

それの何が嫌だったのですか？

[ ]

だからこそ，あなたが看護師として大切にしていることは何ですか？

[ ]

上記の問いから出てきた価値観を書き出してください。

価値観

　違う出来事から同じ価値観が出てきたかもしれませんし，多様な価値観が出てきたかもしれませんね。もし，多様な価値観が出てきたら，その中でも，あなたにとって特に重要な価値観に○をつけてみましょう。

看護師としてのビジョン

どんな看護ができていたら最高ですか？

[ ]

どんな職場になっていたら最高ですか？

[ ]

管理者としての自分軸

先ほどは，看護師としての自分軸に触れてきました。次は，管理者としての自分軸にも触れていきましょう。

管理者としての価値観

❶ 管理者をしてきた中で，やりがいを感じた・嬉しかったなど，良かった出来事（プラスの感情が伴う出来事）は？

[ ]

それの何が良かったのですか？

[ ]

あらためて，あなたが管理者として大切にしていることは何ですか？

[ ]

❷ 管理者をしてきた中で，悔しかった・つらかったなど，嫌だった出来事（マイナスの感情が伴う出来事）は？

[ ]

それの何が嫌だったのですか？

[ ]

だからこそ，あなたが管理者として大切にしていることは何ですか？

[ ]

❸ これまで素敵だと思った上司や先輩は誰ですか？

[ ]

その人を素敵だと思った出来事は？

[ ]

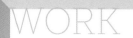

その人の何が良かったのですか？

あらためて，あなたが管理者として大切にしたいことは何ですか？

❹ こうはなりたくないと思った上司や先輩は誰ですか？

こうはなりたくないと思った出来事は？

それの何が嫌だったのですか？

だからこそ，あなたが管理者として大切にしていることは何ですか？

上記の問いから出てきた価値観を書き出してください。

価値観

　違う出来事から同じ価値観が出てきたかもしれませんし，多様な価値観が出てきたかもしれませんね。もし，多様な価値観が出てきたら，その中でも，あなたにとって特に重要な価値観に○をつけてみましょう。

管理者としてのビジョン

どんなチームになっていたら最高ですか？

どんな管理者になれていたら最高ですか？

形や規模を変えて，夢は実現できる

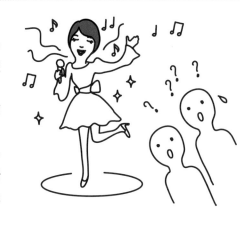

山原「私，子どもの時からアイ
　ドルになるのが夢だった
　の。オーディションを受
　けたこともあるわ。」

　突然の山原の告白に，看護師
長たちは度肝を抜かれた。

山原「そして，アイドルになる
　夢は，叶っていたって看
　護師になって気づいた
　の！」

　山原の言葉に一同，頭の中がクエスチョンマークになったのは言うまでも
ない。

山原「子どもの時に，コンサートに連れて行ってもらって，かわいい衣装の
　アイドルを見たの。そのかわいさに憧れていたから，アイドルになりた
　かったわけ。ある時，コーチングを受けながら，その時のコンサート会
　場がすごく盛り上がっていた様子や，子どもながらにすごく興奮したこ
　とを詳細に思い出したの。そして，コーチにそれの何が良かったのかを
　問われた時に，初めて，『周囲と一体になって躍動する』っていう価値観
　に気づいたの。そういえば，現場にいる時も，管理者になっても，チー
　ムで『一体になって躍動している』って感じた時に，私はやりがいを感じ
　ていたし，そういうチームをつくろうとしていた。自分がなんとなく求
　めていたことが明確になってスッキリしたわ！」

　碇は，ステージでダンスしている山原の姿を想像していたので，話は半分
しか入ってこなかった。

▼▲▼▲▼

　山原看護部長は，アイドルにはなっていませんが，アイドルになりたいと
思ったきっかけの出来事を詳細に思い出して，その奥にある価値観が「周囲

と一体になって躍動すること」だと気づきました。価値観が明確になると，"こと"や"規模"は変わっても，その価値観を満たすことができます。山原看護部長は，看護師として，管理者としての活動の中で「周囲と一体になって躍動する」という価値観を満たすことで，夢を叶えていたのです。

Column

目的と手段

組織行動論の大家であるエドガー・H・シャインは，『人を助けるとはどういうことか―本当の「協力関係」をつくる7つの原則』の中で，こんな話を書いています[1]。

ある人が，「マサチューセッツ通りに行くにはどうすればいいですか？」と道を尋ねてきた。
それに対してダイレクトに答えるのではなく，
「目的地はどこなのですか」と聞いたら，
彼女がホーストンのダウンタウンを目指していることが分かった。
「それなら，マサチューセッツ通りに向かわなくても，この道をまっすぐ行けばダウンタウンですよ」

マサチューセッツ通りに行くことは，ダウンタウンに行くための1つの手段だが遠回り。本当はどうしたいのかがわかれば，もっと簡単な手段や方法が導きだされることもあります。その意味でも，本当はどうありたいかという到達地点のイメージをもっておくことは大事ですね。

引用文献
1) エドガー・H・シャイン著，金井壽宏監訳：人を助けるとはどういうことか―本当の「協力関係」をつくる7つの原則．p.23，英治出版，2009．

参考文献
• 平本あきお，前野隆司：アドラー心理学×幸福学でつかむ！幸せに生きる方法．ワニブックス，2021．
• 平本相武：成功するのに目標はいらない！―人生を劇的に変える「自分軸」の見つけ方．こう書房，2007．

第6章

目の前の人の可能性を信じて，
その人生を応援する

Key Points

本当はどうなっていたらいいのか？／
クライアントと組織の利害が一致しない時のコーチの姿勢

5章では，自分軸について触れました。

自分軸は1つではありません。例えば，キャリアの自分軸は，本当はキャリアがどうなったらいいのかというビジョンと，何を大切にしたいのかという価値観です。現在の職場における自分軸は，本当は今の職場でどうなりたいのか？ 何を大切にしたいのか？ です。両者が同じこともあれば，違う場合もあります。

コーチは，クライアントが自分軸に気づくこと，そしてそれを大切にした生き方を実現することを支援します。そのため，どんなテーマであっても，「本当はそれがどうなったらいいのか？」「何を大切にしたいのか」「そのために，どんな行動をするのか？」などの質問を投げかけます。

これは，コーチングにおける基本です。

しかし，この大切な問いである「本当はどうなったらいいのか？」とクライアントに尋ねた時に返ってくる内容が，上司である自分や組織の利害と一致しないこともあります。例えば，「本当は病院看護師ではなく地域保健師として過疎地の高齢者に寄り添いたい」とか，「本当は緩和ケア専門のクリニックで，在宅での看取りケアをしたい」とスタッフが話し始めたとします。こんな時，コーチはどうすれば良いのでしょうか。

本章では，上司と部下という上下関係や，何らかの利害関係がある時の上司の姿勢について考えてみたいと思います。

▼▲▼▲▼

碇看護師長は，スタッフ面談に手応えを感じ始めていた。スタッフ1人ひ

とりにかけがえのない人生がある。そして，今，自分の部署で仕事をしてくれている。そんなスタッフたちのことを心から知りたいという気持ちで面談をするようになった。どうして看護師になろうと思ったのだろうか。これまでどんなことにやりがいを感じてきたのか。そういったことを，コーチングマインドを意識して面談で聞くと，これまで一緒に仕事をしてきたスタッフたちの知らなかった一面がどんどん出てきた。何よりも，面談後のスタッフのスッキリとした表情に碇自身が喜びを感じていた。

　スタッフが，面談を通して自分の大切にしている価値観に気づく。あるいは，ビジョンを描きそこに近づこうとする。その気持ちに寄り添って話を聞いているだけなのに，スタッフがこんなにいきいきするなんて。「今までスタッフのモチベーションを上げるためにどうしたらいいのだろう」って考えてきたけれど，その悩みはなんだったのだろうか。もっと早く，自分軸の大切さを知っていればよかった。そんな気持ちでいっぱいだった。

　しかし，それも束の間。2年目のスタッフ山下との面談は碇の頭を悩ませることになった。

▼▲▼

2年目スタッフの山下との面談での出来事

山下 「高校生の時，おばあちゃんが病院で亡くなったんです。おばあちゃんは，家に帰りたがっていたのに…。両親とも働いていて忙しかったし，おばあちゃんが家に帰ってきても，私には何もできないと思っていたから，しょうがなかったんですけど，結局病院で亡くなった。でも，病院で息を引き取ったおばあちゃんの顔を見た時に，申し訳なくて…。」

　これまでも，繰り返しその時のことを思い出してきたのだろう。看護師になるきっかけの出来事を話す山下は，目にうっすら涙を浮かべていた。

碇 「そんなことがあったのね。そういう思いをしたからこそ，山下さんが大切にしていることって，どんなこと？」

　碇の問いかけに，少しうつむき気味だった山下の顔が上がった。

山下 「できるだけ患者さんの意思を尊重することです！ 患者さんのやりたい

ことができるようにサポートしたいんです！」

　純粋な山下の言葉に，碇は思わず笑みを浮かべた。しかし，次の瞬間…。

山下「碇師長，私，はっきりと気づきました！　私は，患者さんがなるべく家
　　で過ごせるようにサポートしたいです。私がやりたいのは退院支援と
　　思っていましたが，病院での看護ではなく訪問看護でした！」

　碇は内心焦った。「やりたい
ことが見つかったのはいいけど
…。やりたいことが見つかって
しまったら辞めるってリスクが
あるのよね…。猫の手も借りた
いぐらい忙しいのに…。」

　ここで看護師をするのが嫌で
辞めるよりはましだが，それで
も本当に離職になってしまった
ら人が足りなくなって困る。そ

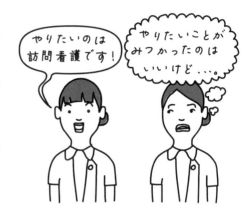

うなるくらいなら，やりたいことなど見つけてもらわない方がいいのではな
いか。人手が減るとシフトに影響するし，残る人の負担が増える…。どうし
ようか。次々と良くないことが起きうる。碇はほとんど妄想状態で頭の中を
駆け巡る良くないことを必死で追い払おうとした。

　碇は，山原が話してくれたエピソードを思い出した。

▼▲▼▲▼

山原「前の病院で，面談の時にある師長が辞めたいと言い出したの。患者さ
　　んのことも，スタッフのことも大切にするいい師長で，なんとか辞めな
　　いよう引き止めたいと，内心思っていたわ。でも，そのことは脇に置い
　　て，どうして辞めたいかを質問したら，教えてくれたの。
　　　彼女のお義母さんが認知症になって，自営業をしている旦那さんと協
　　力しながら介護をしていると。『夫の負担を考えると，自分ももっと介
　　護をしなきゃいけないと思うし，高校受験を控えている娘のサポートも
　　したい。仕事にはやりがいを感じているし，今のチームも好きだ。で

も，家族のことで仕事にも影響が出てしまうと申し訳ない。悩んだけれど，家族のことは今しかできない。』そんな彼女の胸のうちを話してくれたの。私は彼女の話を聞いて，彼女自身の人生の決断を応援しようと思ったの。看護部長としての私は，人手不足や人材流出の心配をしていたけれど，大切な仲間が人生で大きな決断をしている。役割ではなく，1人の人としては，それを応援したいって思えた。だから，素直に伝えた。

　『看護部長としては，全力で引き止めたい。働き方や役割など，できる限り協力する。けれど，山原個人としては，あなたができるだけ後悔なく人生を生きてほしい。この病院を辞める決断も含めて，応援する。迷惑なんて，とんでもない。私は，あなたと働けて本当によかったと思っているし，いっぱい助けてもらって感謝しているの。また，あなたと働きたいから，戻ってくる時は声をかけてくれたら嬉しい。』」

碇「伝えたらどうなったんですか？」

碇の問いかけに山原は頬を赤らめて答えた。

山原「柄にもなく，2人で抱き合って泣いちゃった。」

碇「山原部長は，涙もろくて，感情豊かなイメージだからそういう"柄"ですけど。」

山原「えっ，そう？　ありがとう。でも，あの頃の私は，般若の山原って呼ばれてたから。」

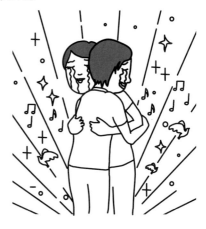

ちょこちょこ出てくる"般若の山原"に，碇は笑いをこらえるのが大変になる。

碇「私だったら，自分のことや病院のことを考えてしまって，とにかく辞めないように説得してしまうと思うんですけど，山原部長はどうして，そんな関わりができたんですか？」

山原「そんなことがあったのは，コーチングを学んで練習し始めた頃だったの。自分が言いたいことを考えながらではなく，相手になりきって相手

の目で見て，耳で聞いて，心で感じる聴き方だけを心がけていたの。そうしたら，彼女もどんどん話してくれて。私も一緒に彼女の人生を体験したような感覚になったの。あとは，コーチが言ってたことを思い出して。」

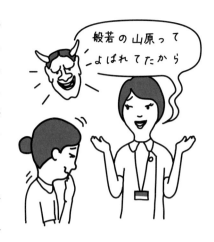

般若の山原って
よばれてたから

碇「コーチが言ってたことって？」

山原「『コーチとは，コーチングができる人ではない。**コーチとは，目の前の人の可能性を信じて，その人生を応援する人なんだ**』って言われたの。それがコーチングマインドなんだけどね。そうしたら，自然とそんな関わりになっていたことにあとで気づいたんだけど。」

碇「で，その師長さんは，どうなったんですか？」

山原「実は，後日，彼女がまた訪ねて来てくれて，言ってくれたの。『やっぱり，仕事続けてもいいですか？』って。」

碇「ええっ!? でも，わかる気がする。」

山原「私も，驚いて理由を尋ねたら『あのあと，不思議と気持ちが楽になったんです。現状は変わっていないのに，なんで，あんなに悩んで思いつめてたんだろうって思えて。これからも，思いつめたら部長に相談しに来ていいですか』って言ってくれて。もちろん，彼女が続けられるように仕事の調整を手伝ったけれど，彼女自身も，1人で抱えるのではなくて，スタッフたちにも現状を相談したらしいの。そうしたら，みんなが協力してくれて，前よりも，スタッフにも頼れるようになって楽になったって言ってたわ。」

碇「部長は，そうなることを想定していたんですか？」

山原「全然，考えてなかった。それが良かったんじゃないかな。同じ言葉でも，コントロールしようという下心があるのと，純粋な想いからとでは，相手への響き方が違う。いや，相手のことよりも，自分がどうしたかったのかが強いかもしれないわね。あの時は，心から彼女の人生を応

援したかった。」

▼▲▼▲▼

　そんな山原の言葉を思い出しながら，碇は，山下に"理想の未来"について
質問しようと思った。

| 碇 |「山下さんが訪問看護をしたとしたら，どんな場面で最高だなって感じ
るると思う？」

| 山下 |「利用者さんのお家で，たわいもない話をしながら看護をしている時。
『やっぱり家が一番や〜』とか，訪問した時に『あんたに会いたかったあ』
とか言ってもらえたら，もう最高です！」

　山下は，そう話しながら少し前のめりになってきた。

| 碇 |「ねえ，そんな素敵な看護をしている山下さんは，どんな看護師なんだ
ろうね？」

| 山下 |「ん〜。どんな利用者さんにも安心してもらえているといいな。その実
力のある看護師になっています。」

| 碇 |「それって，いつ頃の山下さん？」

| 山下 |「3年後…です。」

| 碇 |「3年後にどんな利用者さんにも安心してもらえる実力のある看護師にな
るために，今の職場で役立つことってどんなことかな？」

| 山下 |「とにかくいろいろな患者さんに関わって，コミュニケーションもだし，
病態とかの知識を広げることです！」

　山下のキラキラした目に，碇も元気が湧いてきた。

離職率は結果的に下がるもの

　上司が部下に面談をする時の目的の1つには，気持ちよく仕事を継続して
もらう，ということがあるでしょう。特に，離職となると現場にも経営にも
痛手になるので，できるだけ避けたいものです。

　とはいえ，組織のためにスタッフの望む未来を諦めさせることが，本当に
両者のためになるのでしょうか。目標を失い，嫌々長年仕事をされるより
も，3年後には別の道へ巣立っていくかもしれないですが，その間，生き生

きと目標をもって取り組んでくれたらどうでしょうか。その方が，組織にとっても本人にとっても良いような気がしませんか。

　スタッフが組織のためにいるのではなく，組織がスタッフの自己実現の場になっていたらどうでしょうか。そして，それを応援してくれる場だったとしたら…。おそらく，生産性が上がり，結果的に離職率も下がるのだと思います。

自分軸が異なると協力できないのか

　職場に，同じビジョンや同じ価値観の人が集まっていれば，物事を進めやすくなります。しかし，同じ価値観やビジョンをもった人たちばかりが集まるとは限りません。職場内の人数が多ければなおさらです。2人だと意気投合していたことが，3人，5人，10人，30人となるとどうなるかを想像するとわかりやすいですね。それでは自分軸が異なる人たちの間では，協力関係は築きにくいのでしょうか。

　5章でも触れたように，ビジョンと価値観は両方とも大事ですが，どちらかというとビジョンの方が大切な人もいれば，価値観の方が重要な人もいます。例えば，あるチームで，メンバーのAさんはビジョン型で3年後に最先端の治療に対応できる状況を目指しているとしましょう。そして，Bさんは一体感が大切で，Cさんは，成長実感が大切だという価値観をもっているとしましょう。「ビジョンも違う，価値観も違うのにどうやって協力し合うのか」と思うかもしれませんね。でも心配は無用です。最先端の治療に対応することと，一体感と，成長実感は相反するものではないからです。

　Aさんは3年後の未来に近づいていればいいし，Bさんは一体感を満たせられていれば良い感じだし，Cさんは成長実感を得られると嬉しいのです。自分軸（ビジョンと価値観）が違っても，お互いの自分軸が重なる部分を見つけられたり，それぞれのビジョンと価値観を満たすための目標を掲げられたりすると，全員のモチベーションが高まるし協力もできるのです。

　そのためには，それぞれが自分自身の自分軸を知ることと，相手の自分軸を尊重する姿勢が大切です。そして，「そんな私たちが，どうしたらそれぞれの自分軸を満たして協力できるのか？」と対話します。

例）Aさん：3年後，最先端の治療に近づくには
　　　　　→スタッフの新しい治療のトレーニング
　　Bさん：一体感を満たすには
　　　　　→何か1つの目標に向かってチームでチャレンジ
　　Cさん：成長実感を満たすには
　　　　　→新しい技術を習得する
いかがでしょうか？ これなら協力できそうですよね。

▼▲

　碇看護師長と山下さんとの今回の面談では，山下さんの自分軸（価値観とビジョン）が明確になりました。山下さんの価値観は，患者さんの意思を尊重する，やりたいことをサポートすること。ビジョンは，3年後には，訪問看護で安心してもらえる実力を備えた看護師になっていることでした。そのために，今，いろいろな患者さんと関わり，コミュニケーション能力を高めたり，病態の知識を広げたりすることを意識すると本人が宣言しました。

　引き続き，山下さんにとって，具体的にコミュニケーション能力が高いとはどんな状態なのか，処置の知識は何がどれぐらいあればいいのかを明確にしていきたいですね。どうやったらそこに到達できるのかを考えたり，3年後の目標に向かっての計画を考えたり，そこへの進捗を確認したりというキャリア支援が想定されます。

　そのプロセスの中で，本人がもっと他のことをしたくなることもあれば，やっぱりこの病棟で働き続けたいと思うこともあるでしょう。目先のことにとらわれて目標がコロコロ変わるのではなく，目標に向かって進んでいるからこそ，新たな目標を見つけたり，目標が変わったりすることがあるということです。それはつまり，チャレンジし，振り返り，体験から学んで成長するということです。

　今回の山原看護部長や碇看護師長の事例のようにスタッフと関わることは，ものすごく勇気がいることだと思います。

　そんな時は，自分に問いかけてみてください。

　「それは，管理者という役割としての自分が願っていることなのか？ それとも，一個人としての私が願っていることなのか？」と。

そして，コーチングマインドを思い出してください。

「コーチとは，コーチングができる人ではない。コーチとは，目の前の人の可能性を信じて，その人生を応援する人である」という言葉を。

Column

相手をコントロールしてはいけない

　上司と部下の場合は特に利害関係があるので，スタッフの決断を素直に応援することが難しいことがあると思います。だからこそ，肝に銘じておきたいのが，「相手をコントロールしてはいけない」ということです。たとえ，相手の幸せを願っていたとしても，自分の思うように相手をコントロールするという下心があれば，相手のためとはいえません。

　「あなたは，他者の期待を満たすために生きているのではない。他者もまた，あなたの期待を満たすために生きているのではない。」[1]

　迷った時は，誰もが自分自身の人生の主人公だと考えるアドラーの言葉を思い出してください。

　その姿勢こそがコーチングマインドです。

引用文献
1) 岸見一郎，古賀史健：幸せになる勇気．ダイヤモンド社，2016.

参考文献
● 岸見一郎：アドラー心理学入門―よりよい人間関係のために．ベストセラーズ，1999.
● 平本相武：成功するのに目標はいらない！―人生を劇的に変える「自分軸」の見つけ方．こう書房，2007.

課題の分離

　山原看護部長が来てから，看護師長たちが活気づいていた。しかし，大越
副看護部長はというと，看護師長たちのイキイキした姿に，自身のマネジメ
ントに行き詰まりを感じるようになって
いた。今まで，副看護部長としてな
んとかやってきた。だが，このやり方
ではもう限界なのかもしれない。日に
日にその思いが強くなっていたのだ。

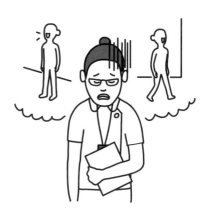

　前の看護部長からも，「もっと師長
に自由を与えてあげたら」と言われて
いたが，正直，何を自由にしていいか
わからなかった。看護師長から相談が
あった際は，しっかりと話を聞いたう
えで，適切な判断と指示をしている自負があった。だから，自由の意味はよ
くわからなかったが，それでも特に問題は感じていなかった。

　ただ，山原看護部長が来て以来，看護師長たちの様子が明らかに変わって
きたのを見て，自分を振り返ることが多くなった。いきいきとチャレンジを
している看護師長たちの姿を見て，私のやり方では，さぞ窮屈だったんだろ
うなあと感じるようになったのだ。もしかすると，自分のマネジメントが看
護師長の成長を邪魔していたのではないかとさえ思うようになった。実際
に，「大越さんのところでは，やりたいことができない」と言って辞めていっ
た看護師長もいた。でも，今考えてもどうしたら良かったのかはわからな
い。そして，直近でも，「あれで良かったのか。もっと他にやりようがあっ

たのかもしれない」そう思わせる出来事があった。

▽▲▽▲▽

　羽下看護師長が,「今のままの日勤の人数だと有給休暇の取得が進まないので,1人減らして日勤を回してみたい」と相談してきた。勤務帯の人数配置をどのようにするかは,師長の判断で構わないことだ。しかし,相談されたので,満床が続く中で人手を減らすのはリスクが高いのではないかと思って,無理せず今のままやるようにと伝えた。

　碇看護師長からは,「昨年,みんなで頑張って成果を出したので,学会で演題を2つ出させてほしい」と相談された。白壁病院では,学会発表の際に1職場から1演題まで参加費が支給されるというルールがある。碇看護師長からは,もう1演題分の参加費は自己負担するので行かせてほしいとのことだった。だが,その時期は院内外での研修が多く,また病棟で2人もスタッフが産休に入ることがすでにわかっている。無理せず,時期をずらして別の学会での発表にするか,翌年のエントリーにするよう伝えた。

　羽下も碇も,相談に来た時はやる気に溢れていたが,却下された後は,失望の色を隠せず,がっくりと肩を落としていた。

　今も音無看護師長から,「看護学校から内科看護の授業を頼まれたので,やってみたい」と相談されている。まだ,返事はしていないが,負担が大きすぎるように思うので却下しようと思っている。

▽▲▽▲▽

　ただ,このままではいけないと思う気持ちが高まり,山原看護部長に相談した。

山原「大越さん,話してくれてありがとう。大越さんは,『スタッフたち全員が,笑顔で安心していきいき看護をしていて,それを見守っている管理者になりたい』って前の研修の時に話してくれていたもんね!」

　忙しい看護部長に自分の悩みを相談するなんて申し訳ないと遠慮していた大越は,山原がいつもの元気モードではなく,柔らかい雰囲気で「話してくれてありがとう」と言ってくれた言葉に救われた気がした。そして,研修で

コーチングを受けた際に出てきた自分軸を思い出した。

　「看護スタッフを守る」というずっと大切にしてきた価値観，そして，あの時に出てきたありたい姿。スタッフたち全員が，笑顔で安心していきいき看護をしていて，それを見守っている管理者になりたい。スタッフが笑顔で「この病院に来て，やりたかった看護を思い切り楽しめてます！」と言ってくれている未来の一場面。そう，羽下さんや碇さんの提案を却下した理由は，どれもスタッフの負荷が高くなって患者に迷惑がかかるのではないかという思いからだった。現場で何かあったら困るのは看護師長でありスタッフたちだ。大切な部下をつらい目にあわせたくないという思いは強かった。とはいえ，いきいきと看護をさせてあげられていないことや，やりたかった看護をさせてあげられていないことも気になっていることに気づいた。

山原　「大越さん，今，どうしようかと考えている音無さんの件だけど，ちょっと音無さんの立場に立ってみない？」

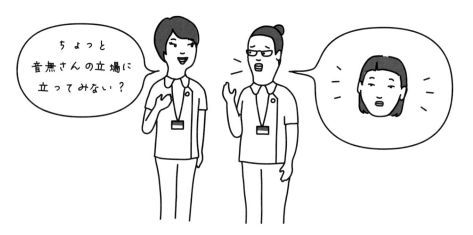

　大越は，何か新しいヒントが得られるのではないかと山原看護部長の提案に乗った。

山原　「大越さん，目の前に音無さんがいるとしたら，どんな表情，どんな姿勢でそこに座っているか想像してみて。その音無さんに言いたいことを言ってみて。」

山原に促されて，大越は目の前に音無看護師長を想像した。そして，まだ言っていないことや自分の考えを音無に話しかけるように口に出した。

大越 「音無さんが，内科看護の授業をしたいって言ってくれたこと，嬉しかった。音無さんが認められたこともそうだし，今まで，おとなしくて自分から意見を言わなかったあなたが自分の意志を示してくれたんだもの。ただ，5月と6月に2コマずつ受け持つと聞いて，ちょっと待ってって思ったの。まだ新しいスタッフも落ち着いていない頃だし，音無さん，頑張りすぎる人だからつぶれてしまわないか心配なのよ。私も，学生の授業を担当したことがあるけど，音無さんが思っているより準備も大変だと思うし，今回が初めてでしょ。あなたは，いくら大変でも責任感が強いからきっちりやり切ろうとすると思う。そうなったら，師長としての仕事と，授業の準備でキャパシティーオーバーになっちゃうんじゃないかな。」

　目の前に想像した音無看護師長に夢中で伝える大越に，山原が問いかけた。

山原 「大越さんは，何がそんなに心配なんですか？」

大越 「……。中途半端な授業になってしまって，学校側の期待に応えられないのも嫌だし，音無さんが後悔することになるのも嫌ですね。もし，病棟で何か起きた時に音無さんが優先順位を決められなくて混乱するのも心配だし…。」

　溢れてくる心配を口にする大越に山原がさらに問いかけた。

山原 「大越さん，一言で言うと何が心配なのかな？」

大越 「う〜ん，音無さんがしんどくなることと，周りが音無さんに気を遣ってパフォーマンスが落ちることが心配なんですね。私。」

　そう言ったあと，大越はため息をついた。

　山原に促されて，大越は，先ほど，（想像上の）音無が座っていた席に座った。そして，音無の表情や姿勢を真似て，大越になりきった山原が繰り返す先ほどの（自分の）言葉を聞いた。

▽▲▽▲▽

山原 「大越副部長の言葉を聞いて，どうかな？」

大越 （音無になりきって）「喜んでくれたのも嬉しいし，心配してくれること
もありがたいです。でも，もっと信頼してほしい。自分でもいろいろと
考えたうえでやりたいと思ったから話に行ったので。心配してくれてい
るのかもしれないけれど，この感じが続くと，上から降りてきた仕事を
するだけなんだなって，残念な気持ちになります。」

　口に出しながら大越は，深くうなずいていた。山原は，2〜3歩その席か
ら離れ，大越と（想像上の）音無看護師長のやりとりが俯瞰できる位置に大越
を連れて行き，問いかけた。

山原 「この2人のやりとりを見て，どう感じますか？」

大越 （俯瞰目線で）「副部長の気持ちもわかります。師長のこともスタッフの
ことも患者さんのことも心配。ただ，師長からの提案をずっと却下し続
けていたら師長もやる気を失うし，成長しない。師長を信頼して，何か
あった時に助けられる準備だけして，どんと構えていたらいいんじゃな
いかって思います。」

　大越は，先ほどの深刻な気持ちからうって変わって，スッキリした気持ち
でスラスラと言葉が出ること，そしてその言葉を口にしながら，納得してい
く自分に驚いた。

3つの目線で考える・感じる

　アドラー心理学では，私たちの悩みの全ては対人関係のことであり，究極
的には，世の中に自分1人だけなら，悩むことはないと考えました（対人関
係論）。読者の皆さんの悩みも対人関係が多いのではないでしょうか？　対
人関係を扱う際に知っておきたいのが，以下の3つの視点です。

1. 自分目線

　自分目線とは，どんなことを考え，どんな気持ちなのかを自分の主観的な
世界で感じる目線です。

2. 相手目線

　相手目線とは，相手の人になりきって，その人の考えや気持ちをしっかり
感じることを言います。看護の世界では，基礎教育の段階から，自分が相手

の立場に立ったら自分(患者)がどう感じるか，という共感を大切にすることを教えられます。しかし，ここでいう相手目線とは，自分が相手の立場に立ったら相手がどう感じるか，という考え方なのです。

3. 俯瞰目線

俯瞰目線とは，自分と相手の両者から離れた(俯瞰)視点です。特に問題にはまっている時は，視野が狭くなりがちで，本来もっているリソースに気がつきにくくなります。そうすると，自身に備わっている力を使うことや，冷静な判断をしたりすることができなくなります。自分と相手を俯瞰することで，落ち着いて判断ができたり，自分自身に有効なアドバイスができたりします。

この3つの視点を順番にたどっていくと，知らず知らずのうちにこうだと思い込んでいた世界とは異なる世界から事象をとらえられるようになります。

対人関係を扱う際には，この3つのポジションにしっかり入ることで，クライアントの視点を変え，視野を広げるサポートをします。具体的な手順をご紹介します。

手順0：自分と相手の椅子を使い，心理的な距離感を表した位置にそれぞれの椅子を置く。

手順1：自分の椅子に座り，もう一方の椅子に相手がいることを想像し，言いたいこと（言いたいけど言えないことも含め），意見や考えを口に出す。その時に生じた気持ちもしっかりと感じる。

手順2：相手の椅子に座り，相手になりきってその言葉，考えを聞く。そして，どんなことを思うのか。どんな気持ちになるかを感じる。

手順3：少し離れて，両方の椅子が見える位置に移動する。俯瞰して，両者の様子がどう見えるか，どう感じるかを確認する。そして，見えている自分に向かってねぎらいや勇気づけをしたり，アドバイスなどを声にだしてみる。

課題の分離と見守る勇気

　ここまで，より良い人間関係を築くために，周りの人に声をかけたり，勇気づけをしたりして関わっていくことや話を共感的に聴くことについて触れてきました。

　これらに加え，より良い人間関係の構築には，**課題の分離**という大切な考え方があります。「その選択によってもたらされる最終的な責任を引き受けるのは誰なのか？」という視点から自分と他者の課題を切り分け，他者の課題には勝手に踏み込まないという考え方です。

　アドラー心理学では，対人関係のもつれは，土足で相手の課題に踏み込んだり，踏み込まれたりすることで起こると考えているのです。

　私たちは，様々な体験を通して学び，成長します。そのため，相手の課題であるにもかかわらず，こうした方がよいとか，やめた方が無難だなどと言って，相手に体験そのものをさせないことは，相手が成長する機会を奪っているようなものなのです。たとえその人のために，よかれと思ってする場合にも当てはまります。

　子育ての例えだとわかりやすいかもしれません。お母さんが，子どもに「時間割は見た？　目覚ましはかけた？　宿題はしたの？　傘はもった？　お弁当は忘れてない？　体操服は入れたの？」といつも声をかけているとしましょう。お母さんからすれば，かわいい我が子が失敗しないようにとの思いから

の言葉なのでしょう。でもそれが繰り返されると何が起きると思いますか？　子どもは自分がやらなくてもお母さんがやってくれるということを学んでしまうのです。すると，自ら準備をするということができないまま育つかもしれません。あるいは，忘れ物をしたらお母さんのせいと思うようになるかもしれません。そして，母親の影響を受け，自分には力がないと学んでしまうこともあるのです。

　子どもは，傘を忘れて雨に打たれ，弁当を忘れてお腹をすかせる体験から準備の重要性を学びます。過干渉は，親心の表れの1つだと思いますが，実はどこかで「この子はできないから，私がなんとかしてあげないと」「この子は弱いから，私が守ってあげないと」という縦の関係（能力のある私とない相手）で相手を見ている可能性があります。手厳しいかもしれませんが，相手を信頼できていないのです。ついつい手が出る，口が出る場合は，「縦の関係になっていないか？」と自分自身に問いかけてみてください。子育てを例にしましたが，上司部下の関係も同じです。

　課題の分離は，距離をとって関わらないことや放任することとは違います。**相手はこの課題を克服することができると信頼して，見守る**のです。もちろん，事前に生命や財産に大きな損害が予想される場合はこの限りではありません。また，相手が必要とすれば，こちらには援助や協力をする意思があることを伝えておくことも重要です。

　もしも，相手の課題に自分も参加したい場合は，「その件について，意見を言ってもいいかな？」と許可をとりましょう。相手がOKを出した場合と，相手が援助を希望した場合には，共同の課題として扱うことができます。

　まずは，相手の主体性を大切にし，決して，土足で勝手に踏み入らないことです。親，教師，上司，先輩などの方が経験的にうまくいく方法を知っているからこそ，もどかしさを感じると思います。人を育てる役割の人は，相手の可能性を信じて見守る勇気をもつことが肝要なのです。

主体論

　皆さんは，遺伝や生い立ち，教育，家庭環境などの過去の要因によって未来は決まっている，と言われるとどのように感じるでしょうか。そんなはず

はないと否定したくなったり，それだったら何をしても無駄じゃないかと腹が立ったり，逆に空しくなったりすることでしょう。このような考え方を運命決定論と言います。その一方，アドラーは主体論という考え方を唱えています。アドラーは，

　「私たちは，運命の奴隷ではない。人生の主人公だ」という言葉を残しているのです。

　「私たちは，自分の人生を決めることができる存在だ」という考え方が**主体論**です。主体論で生きると，自分で決めたことがうまくいったら自信につながります。たとえ，決めたことが短期的にうまくいかなくても，人は逆境を乗り越える強さをもっているのだとコーチは信じて見守ります。コーチングとは，相手が「本当はどうなったらいいのか？」「そのためにはどうしたらいいのか？」を考え，行動をする。つまり，主体性の発揮と自己決定のサポートともいえるのです。

部下の考えを引き出すコーチング・クエスチョン

　部下が何かを相談に来たり，提案しに来たりした時に，どのようなやりとりをすれば，良好なコミュニケーションになるでしょうか。

　まずは，以下の6つの質問の最初の4つを丁寧に聞いてみてください。

1. どうしてやりたいと思ったの？（理由）
2. どうなったらいいと思っているの？（ゴール）
3. そのために，どうしたらいいと思う？（行動）
4. （その行動を）やったらどうなりそう？（メンタルリハーサル）
5. やってみてどうだった？（振り返り）
6. （振り返りも踏まえて）今後，どうしたいと思っている？

　大越看護副部長が音無看護師長に話をするとしたら，このようになります。

1.「音無さんは，どうして学校の授業を引き受けたいと思ったの？」(理由)

　学校の授業を引き受けたいという音無さんに，引き受けることに対していいとかダメとか判断するのではなく，そもそもなぜ引き受けたいと思ったの

か理由を問いかけます。

　「学校の授業を引き受けることで，新人スタッフがどういうことを学んできたのか知ることができる」とか，「学生の時代から看護の面白さを知ってほしい」といったことが出てくるかもしれません。相手が明確に目的を意識している場合には，その目的の再確認になるでしょう。また，意識化できていなかった場合には，目的の発見につながります。

2.「音無さんは，授業をすることでどうなったらいいと思っているの？」（ゴール）

　その授業を引き受けることで，実現したいゴールについて問いかけます。「音無さん自身がどうなりたいのか？」「授業を受けた生徒にどうなってほしいのか」，もしかすると，「職場のスタッフに○○な影響を与えたい」など，本人だけではなく，関係者についてもどうなったらいいかとコーチが問いかけることで，その目的に関する視野を広げる援助になります。

　1〜2は主に目的に関しての問いかけでした。

3.「そのために，どうしたらいいと思う？」（行動）

　目的が言語化できたら，次に行動を考えます。「学生とどんなやりとりをすれば，新人スタッフが何を学んできたのかを把握できるのか」「学生にどのように伝えたら看護の面白さに気づいてもらえるのか」「そのためには，どんな準備をすればいいのか」といった具体的な行動です。

　この時に，大越さんが一緒にアイデアを出すことも有効です。ただし，アイデアの刺激のためであり，正解ややり方を教えるのではありません。

4.「（その行動を）やったらどうなりそう？」（メンタルリハーサル）

　実際に教えている場面を想像してもらい，それを行っている未来の自分になりきってもらいます。例えば，教室でパワーポイントを操作しながら話している自分や，学生の質問を受けている自分などです。ここで，イメージがうまくもてると行動が後押しされます。もし，うまくいくイメージがもてなくても，事前に行動（のプラン）を修正することができます。

5.「やってみてどうだった？」(振り返り)

その行動をやってみて感じたこと，良かったこと，うまくいったこと，うまくいかなかったことなどを振り返ります。過干渉ではなく，相手がそこから得られたことを確認できるような関わりです。

音無さんの例では，「実際に学校で授業を行ってみてどうだった？」「やってみて感じたことは？」という具合です。

うまくいったこと，うまくいかなかったことなどを振り返ることで，そこから学びや気づきが得られます。

6.「今後，どうしたいと思っている？」(次のプラン，アクション)

5 での気づき，学びを踏まえて，このあとどうしたいのかと次の計画・行動につなげていきます。相手が，自分で考えて行動し，振り返り，次の行動につなげていくサポートこそがコーチングでできる援助です。

※ 1〜6 のいずれも，表情や雰囲気，声のトーンを意識してください。同じ質問でも責められているように感じると，主体性を引き出すコミュニケーションにはなりませんので。

参考文献
- 岸見一郎，古賀史健：嫌われる勇気―自己啓発の源流「アドラー」の教え．ダイヤモンド社，2013.
- 岸見一郎，古賀史健：幸せになる勇気．ダイヤモンド社，2016.
- 平本あきお，前野隆司：アドラー心理学×幸福学でつかむ！ 幸せに生きる方法．ワニブックス，2021.
- 宮越大樹：人生を変える！「コーチング脳」のつくり方．ぱる出版，2021.

※「3つの目線」の出典は平本式メンタルマネジメントスクールテキストより。

第8章

具体的な行動を考える

Key Points

行動面の目標と心理面の目標／自分でコントロールできる範囲／
メンタルリハーサル／ベイビーステップ

「働くスタッフが笑顔で活気に溢れるチームをつくりたい！」「患者さんが，この病院でよかったと思ってもらえたら最高！」「仕事もプライベートも充実している働き方がしたい！」

こんなふうに本当に望む未来を描ければ，それはとても素晴らしいことです。描くだけでワクワクするし，希望も湧いてきます。だからこそ，描いただけで終わるのはもったいないことです。

引き寄せの法則といって，そのように感じたり考えたりすることで同じようなエネルギーをもっているものが引き寄せられてくるというような考え方もあります。しかし，コーチングでは，意識的に描いた未来やゴールに向かって行動を起こすことを支援します。決して，神頼み，人任せ，運任せではなく，クライアントが自分自身にできることを考えて行動に移す支援をすることが大切なのです。

その根底には，クライアントは人生の主人公であり，自分の人生を自己決定できる存在だという信念があります。コーチングとは，クライアントが自分の人生のハンドルを握って主体的に人生を創造できるようにサポートすることなのです。

▼▲▼▲▼

表 8-1　行動面の目標と心理面の目標

行動面の目標	心理面の目標
● 自立する ● 社会と調和して暮らせる	● 私には能力があるという意識をもてる ● 人々は私の仲間であるという意識をもてる

岸見一郎，古賀史健：嫌われる勇気―自己啓発の源流「アドラー」の教え．p.110，ダイヤモンド社，2013 を基に著者が作表

　具体的な行動を本人から引き出すには，アドラー心理学で重視されている行動面と心理面それぞれに掲げられている，教育目標が参考になります（**表 8-1**）[1]。心理面の目標は行動面の目標を支えるものです。

　自立するとは，自分で考えて行動し，その責任を負えることをいいます。ただし，人は，1 人では生きられない社会的な生き物です。そのため，1 人で何でもやればいいというわけではなく，周りの人と助け合い協力しながら，社会と調和して暮らせることも目指しているのです。

　「自立する」を支える心理面の目標は，「私には能力があるという意識をもてる」です。これは，私は自分の人生の課題を自分で解決できるという信念のことです[2]。また，「社会と調和して暮らす」を支える心理面の目標は，「人々は私の仲間であるという意識をもてる」です。社会には好むと好まざるとにかかわらず様々な人がいます。その人たちはみな私の仲間だと思えた時に，私という存在が社会の中で生かされていることに気づきます。

　これらの教育目標は，学校教育はもとより，育児，部下への教育，カウンセラーやコーチなどの対人支援に関わる人への教育など，全てに共通するものだと考えられます。

　本章に関係するのは，「**自立する**」と「**私には能力があるという意識**」です。

　コーチングは，クライアントが自分自身で課題について考え，それがどうなったらいいのかを想像し，そのために，何をすればいいのかを考えて，行動を決断するという（自立）プロセスをガイドします。「○○が正解よ！ ○○した方がいいわよ！ 私の時は○○だったわよ！」というアドバイスや指示とは一線を画します。これが，指示型のティーチングと最も異なる点です。

▼▲▼▲▼

　さて，ここからは，未来を描いたあとにどのような手順で行動を支援して

いくのかについて触れていきましょう。

　5章では，山原看護部長が大越副看護部長に，「大越さん，どんな管理者になれていたり，どんなチームができていたりしたら最高ですか？」という問いかけをしました。

　それに対して，大越副看護部長は，「スタッフ全員が，笑顔で安心していきいき看護をしていて，それを見守っている管理者になれていたら最高です！」と未来について答えてくれました。

　ここから先のコーチングはこんなイメージです。

コーチング研修
DAY 8

具体的な未来のイメージと行動

`山原`「大越さん，それが実現しているのっていつなのかしら？」

`大越`「3年後…くらいですかね。」

`山原`「3年後，つまり20XX年ね。20XX年の何月？」

`大越`「えっ！　う～ん，4月頃です。」

`山原`「20XX年4月にその未来
　　　が実現していたらどう？」

`大越`「すごく嬉しいです！」

`山原`「じゃあ，そこ（20XX年4
　　　月の理想の未来）に向け
　　　て，まずは何から始めま
　　　しょうか？」

`大越`「病棟をラウンドして，ポ
　　　ジティブな声かけから始
　　　めます！」

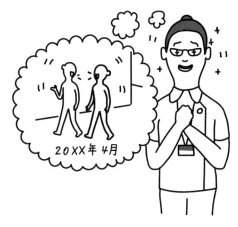

20XX年4月

▼▲▼▲▼

　ビジョンを描く時は抽象的な未来であっても，その後は具体的な未来に落

とし込んでいきます。「いつかできていたらいいな」とか，「何となくできたらいいな」ではなく，具体的に未来を描くように促すと，大越副看護部長から，だいたい３年後というイメージが出てきました。

今回のテーマに関しては，３年後の４月頃と設定されましたが，テーマによっては，「何月何日まで」と詳細に決めた方が良いこともあります。例えば，「試験日の前の週の土曜日には，暗記が完了している」とか，「今度の誕生日には体重が３kg減っている」という感じです。

いずれにせよ，ビジョンを詳細に描き，期日を決めることで，フワッとしたイメージではなく，そこにリアリティーが増してきます。ぼやけていたイメージの解像度が上がった時に，その未来に向けて何をするのかを問いかければ，クライアントは行動について考えやすくなるのです。

行動を考える際にヒントになるのが，「行動のチェック」「メンタルリハーサル」「計画に落とし込む」の３つのポイント(表8-2)です。

1. 行動のチェック

①自分でコントロールできるか

例えば，「資格試験に合格する」という目標を立てたとしましょう。目指すこと，あるいは希望や夢として掲げるには良いのですが，実際に合格できるかどうかは自分のコントロール外です。それでは，「毎日２時間勉強をする」としたらどうでしょうか。これはコントロールできますね。

このように行動目標に落とし込むことで，実現可能性が高まります。他にも，「インシデントを０件にする」は目標になるけれども，これはコントロー

表8-2　行動を考える時の３つのポイント

1. 行動のチェック
①自分でコントロールできるか
②具体的かつ測定可能か
③即時的か
④実現可能か
⑤意欲はあるか
2. メンタルリハーサル
3. 計画に落とし込む

ル外です。看護師だけでコントロールできる話ではないからです。そのために，「〇〇の時には，2人1組で，指差し確認を毎回行う」といったコントロール内の行動目標にするのです。このように，次に進むべき行動を考える時には，自分の意志でコントロールすることができるかどうかを確認しておくことが大切です。

②具体的かつ測定可能か

行動目標は，具体的かつ測定可能なものにします。例えば，5kgの体重減を目指しているとしましょう。その目標に向けて，「頑張ります！」は，勢いがあって良いのですが，どう頑張るのかがわからず，あまりにも抽象的です。また，「筋トレをする」「早起きをする」も悪くないのですが，まだ抽象度は高いです。

この場合，「スクワットを1日20回」や「毎日6時に起床して30分散歩する」など，何を何回，いつというように具体的で測定可能な行動を設定します。その方が，クライアントにとっても取り組みやすく，コーチと次のステップに向かうための振り返りを行う際に，どこまでできたのかがお互いに確認しやすくなります。

③即時的か

行動を決めたけれども，いつするのかが決まっていなかったり，あまりにも先の話だったりすると，行動へのモチベーションが下がってしまいます。コーチングで目標を決めた時は，気持ちはそちらに向かっているはずです。もし，気持ちが向かっていないとすれば，それは目標設定に問題があると考えます。気持ちが上がっているうちに，"鉄は熱いうちに打て"の心で，最初の行動を起こしたいのです。

できれば，2〜3日中にできること。テーマによりますが，少なくとも1週間以内にできることがおすすめです。実際，コーチングの最後には，「〇〇さん，それはいつやりますか？」と問いかけることが多いです。

④実現可能か

実現可能かどうかとは，その行動を本人がやれそうだと感じているかどうかです。人が行動を起こすために大切なポイントは，「やりたい感」と「やれる感」です。やりたくても，あまりにもハードルが高すぎると行動に移しにくくなります。ハードルが高い場合は，これならやれそうというところまで

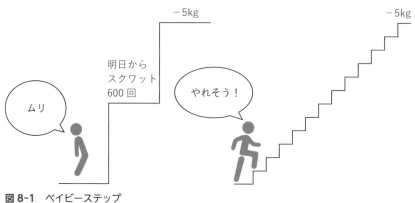

図8-1 ベイビーステップ

ハードルを下げます。それを，**ベイビーステップ**といいます（図8-1）。赤ちゃんの歩みくらい小さくてもいいから，必ず進める最初の一歩という意味です。

　例えば，毎日の散歩を習慣化したいとします。そのために，明日からと決めても，雨が降っているからやっぱりやめようとか，今日は寝坊したからやめようとならないように，最初は，家の周りを一周するというのでよいのです。必ずできる最初の一歩なのですから。

⑤意欲はあるか

　このように，人が行動を起こすためには，「やりたい感」と「やれる感」の両方が大事です。ベイビーステップは，確実に実現可能なことを設定するので，「やれる感」を満たすことになります。「やりたい感」は，それをやる意欲を問うものです。その行動が絶対にできるとしても，やりたくないものには取り組みにくいものです。そのため，その行動が，クライアントにとってやりたいことや好きなこと，得意なことに結びついていることが大切です。

　仮に，それほどやりたい行動ではないけれども，理想の未来に近づくためには必要だとクライアントが認識したとしましょう。この場合は，あらためて「やりたい感」はどの程度かを確認するのも，コーチの重要な役割です。この問いによって，クライアントの行動が促進するかどうかが決まるからです。何より，この意欲が主体性の源なのです。

▼▲▼▲▼

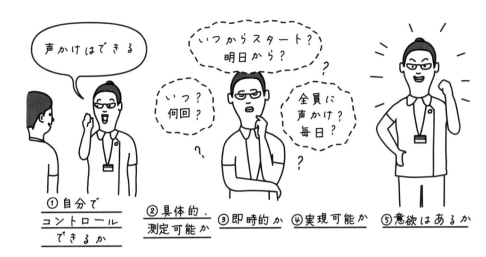

　先ほどの大越副看護部長は，「病棟をラウンドして，ポジティブな声かけから始めます！」という行動を宣言しました。

　これを先ほどの5つのポイントに重ねてみましょう。

　まず，病棟ラウンドや声かけをすることは，大越副看護部長自らコントロールできることです（①）。これをもっと具体レベルまで落とします。例えば，「いつ病棟をラウンドするのか」「ポジティブな声かけとはどんな声をかけることなのか」「誰に何回ぐらいかけるのか？」といった問いかけをします。問いによって行動を具体レベルに掘り下げていくことで，行動が明確になり測定するイメージをもつことができます（②）。③の即時性は，できるだけ早い時期にスタートできるかということです。「これをいつからやりますか」と問うた時に，あまり先の話になりそうだったら，「それまでにできることはありますか」とか，「もう少し早い機会はないでしょうか」と聞いてください。例えば，明日からするとか，コーチングを受けたのが金曜日だったら，週明けの月曜日にするといった設定ができれば，すぐに取りかかれるイメージがありますね。

　④の実現可能性ですが，副看護部長の大越さんが病棟ラウンドを毎日することが難しければ，ハードルが高いことになります。全員に声をかけるという目標も，実現可能性を考えたらハードルが高そうです。大越さんにとっての適切な難易度をコーチと一緒に設定していきます。

⑤の意欲があるかは，①〜④までで決めたことを，本当にやりたいかどうか確認することです。コーチは，クライアントの言葉で確認しますが，表情や声のトーンなどの非言語の部分からも意欲の有無や強弱を確認します。

2. メンタルリハーサル

　メンタルリハーサルとは，「その行動をやったらどうなりそうか？」という問いかけから始まります。その行動をする前，やっている最中，やったあとを具体的にイメージしてもらい，本当に行動できそうか，行動することで何が起きるのか，行動することでどんな気持ちになるのかをシミュレーションする，つまりリ本番前のリハーサルなのです。

　もし，イメージしてみて，やれそうなら本人の中での実現可能性(やれる感)が上がりますし，行動することで良いことが起きそうなら，意欲(やりたい感)が増します。

　イメージしたところ，できなさそうだと思ったら，行動の回数を減らす，やりやすい方法に変えるなど行動を調整していきます。良いことが起きなさそうだったら，よりうまくいきそうな方法を考え直しながら，クライアントが目標に向かって行動を起こすサポートをします。

▽▲▽▲▽

　再び，大越副看護部長に登場してもらいましょう。大越さんの行動目標が，「病棟をラウンドして，1日10人にポジティブな声かけをする」だとします。その場合のメンタルリハーサルの例はこんな具合です。

山原「大越さん，病棟をラウンドして，ポジティブな声かけをやったらどうなりそう？」

大越「あまり関わりがなかった新人が笑顔になったり，主任が笑顔になったりしそうです。」

山原「いいですねえ。新人が笑顔になったり，主任が笑顔になったりしたら，大越さんには何が起きそうですか？」

大越「あぁ，私も嬉しくて笑顔になります！　もっと，笑顔を広げたいって気持ちが湧いてきます！」

山原「大越さんも嬉しくて笑顔になるんですね。あらためて，『病棟をラウン

ドして，ポジティブな声かけをする』のやりたい感はどう？」

大越「やりたいです！ もう，早くやりたいです！」

山原「やれそう？」

大越「…10 人は，ちょっと多すぎてできない気が。」

山原「そうか。何人ならできそう？」

大越「5 人だったらできます。」

山原「じゃあ，まずは 5 人から声かけを始めましょうか？ いつからします
か？」

大越「はい！ さっそく月曜日から始めます！」

3. 計画に落とし込む

　スタッフ全員が，笑顔で安心していきいき看護をしていて，それを見守っ
ている管理者になっていることは，何をもって確認できるのでしょうか。例
えば，「離職率がどうなっているか」「エンゲージメントの状態がどうなって
いるか」「ストレス値がどうなっているか」「どんな活動が生まれているか」な
ど，確認できる指標があることで計画に落とし込みやすくなります。また，
3 年後がその状態なら，2 年後にはどうなっているか，1 年後にはどうなっ
ているのか，半年後にはどうなっているのか，など逆算しながら計画を立て
ることもできます。

山原「3 年後の 20XX 年 4 月にスタッフ全員が，笑顔で安心していきいき看
護をしていて，大越さんがそれを見守っている管理者になっているの
は，何から，わかりますか？」

大越「病棟のスタッフたちが笑顔で，離職率も 3％ ぐらいって感じでしょう
か。離職の理由も仕事がつらいとか，人間関係が嫌だではなく家族の転
勤などの致し方のない理由になっています。ストレスチェックでも高ス
トレス者はいなくて，スタッフが働きやすい環境になっています。だか
ら，出産後の復帰も多くて，ライフステージに合わせて働けるような環
境になっています。」

山原「素敵ね〜！ それが，3 年後の 4 月だったら，2 年後の 4 月はどうなっ
ているの？」

大越「2 年後は，離職率は 5％ くらいかなあ。もうこの頃は何でも言える土壌

はできていますね。」

山原 「では，1年後の4月は？」

大越 「1年後は，みんなが気持ちよく挨拶をし合っている感じですね。」

「なるほど〜！ では，半年後はどうなってるの？」

大越 「半年後には，スタッフたちの病棟カンファレンスでの発言が増えていますね。」

というような，イメージです。

　クライアントが目標を描き，道のりを計画し，行動を決めて取り組むサポートをコーチがすることで，クライアントは，自分の人生を創造していく。コーチの関わりは，自立（自分で考えて，決めて，行動する）の援助ともいえるのです。

引用文献

1) 岸見一郎，古賀史健：嫌われる勇気―自己啓発の源流「アドラー」の教え．p.110，ダイヤモンド社，2013.
2) 岸見一郎：アドラー心理学入門―よりよい人間関係のために．ベストセラーズ，1999.

参考文献

• 宮越大樹：人生を変える！「コーチング脳」のつくり方．ぱる出版，2021.

第9章

テーマの明確化

Key Points

テーマの再設定／コーチの不確実性

　管理者がスタッフと時間をとって話をする場面，例えばキャリア面談や目標面談などの場合は，あらかじめ話すテーマが決まっていることが通常でしょう。キャリア面談の場合は，今後どうしていきたいのかを中心に聞くでしょうし，目標面談の場合は，目標の進捗を確認し適宜修正することを目的に行うことでしょう。しかし，それ以外に，1 on 1 に代表されるような面談の場合には，必ずしもテーマが設定されているわけではありません。

　いずれの場合でも，コーチングマインドをもって関わるには，その時間は，スタッフ（クライアント）のための時間だということを意識しておく必要があります。管理者が話したいことを話す時間になってしまうと，スタッフには聞いてもらえなかった，あるいはおざなりにされたといった感覚が残ります。

　そのため，まずは，

　「今日は，○○さんのキャリア支援をするための20分間の面接です。話したいことは，どんなことですか？」

　「今日は，△△さんの個人目標の進捗を確認する面接です。何について話したいですか？」

とスタッフに問いかけることからスタートします。

　なかには，管理者に聞かれたことを答えればいいかとか，これを話したい

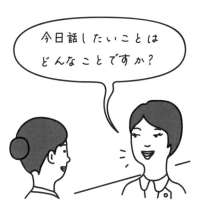

今日話したいことはどんなことですか？

という明確なテーマをもってきていないスタッフもいます。特に，日常的に顔を合わせているスタッフからすると，普段から管理者に聞いてもらっているから，あえて話すこともないということもあるかもしれません。そんな時もひるまず，

「この時間をどんなふうに使えたらいい？」

「この時間が終わった時，どうなっていたらいい？」

などと問いかけてみてください。

「この時間をどんなふうに使えたらいい？」に対しては，「認定看護師になるかどうか迷っていることだけ聞いてもらえればいい」とか，「次の病棟会を時間内に進行するためのアイデア出しができたらいい」などのテーマが出てくれば，そのことについて進めていけるわけです。

また，テーマも特段なく，どんなふうに使えたら良いかもピンとこない時も，「この時間が終わった時，どうなっていたらいい？」と問いかけることで，何をするのか，何を話すのかは別として，終わった時の自分自身の状態は答えられるかもしれません。

例えば，「スッキリして，よしやるぞ！ とやる気が出ているようになっていたらいいです」と返ってくれば，「いいですね！ 何があったら，そんな状態になれそう？」とさらに問いかけます。すると，案外，スタッフはそのことについて考えを深め，答えてくれるものです。

なかには，最初から目的やテーマが決まっている面談もあります。例えば，「スタッフが安心してパフォーマンスを発揮するため」「スタッフが自分で考えて行動する力を高めるため」などの管理側の目的があれば，事前にそのテーマをスタッフに伝えておきます。そうすることで，実際の面談の際には，このテーマに沿うことを前提に，「どんなことについて話ができたらいいか」「スタッフにとってどんな時間になればいいのか」を考えることができます。

▼▲▼▲▼

さて，何を話してもよいという設定の面談をしたとしましょう。その際に，スタッフから出てきたのが，親の介護のことで悩んでいるといった話だったとしましょう。それなら仕事のパフォーマンスにも影響しそうだとと

らえることはできると思います。しかし，「ゴルフの上達法について話したい」という話になったとしたらどうでしょう。これは，アリなのか，ナシなのか，皆さんはどう思われますか？

「いやいや，それはない」と思う人もいますよね。たしかに，面談の時間がそれだけに終始すれば，違和感があります。しかし，心理的距離感の遠いスタッフが，気さくに話しかけられるような雰囲気づくりをするという目的に切り換えたならどうでしょうか。それならば，まず，趣味の話などでお互いを知り，それを次に向けてのプラスの力に変えられるのならば，アリなのかもしれません。

面談を実施する目的や状況に応じて，柔軟に考えてみてください。

Column

1 on 1

1 on 1 とは，定期的に上司と部下が1対1で行う対話の時間で，一方的に上司から部下への指示命令や要求を伝えるのではなく，上司が部下の話に耳を傾ける時間です。

効果としては，信頼関係の向上，生産性の向上，離職率の低下，モチベーションの向上などが挙げられます。

扱われるテーマに関して，従来の目標面談，キャリア面談のように決められているわけではなく，人間関係の改善や悩みの相談など多岐にわたり，部下が話したいテーマがメインとなります（部下からテーマが出てこないこともあるので，テーマをいくつか用意しておくことをおすすめします）。

「コーチングと何が違うのか？」と思われるかもしれませんね。1 on 1 では，コーチング（引き出す）以外に，必要に応じてフィードバック（伝える）し，ティーチング（教える）することも含まれます。

1 on 1 の定義や1 on 1 で何をするかなどは組織によって違います。導入時に，何のために導入するのかという，組織としての目的を明確にし，そのために，その時間がどう使われたら良いかを話し合い，実施する側の上司と受ける側のスタッフが共有することが重要です。

クライアントが本当に話したいことは何？

山原 「今日は，スタッフ（クライアント）が出したテーマを扱ったとしても，
そこに大きな落とし穴があるということに触れておこうと思います。」

山原は笑顔で話し始めた。

　スタッフが話したいテーマに関してしっかり話をし，それに向けた解決策
やベイビーステップが見つかり，行動まで決まったとします。流れとしては
順調なのですが，それにもかかわらず，スタッフが何かもやもやしていると
いうことがあります。その時には，本当に話したいことについて話せていな
い可能性があります。それが何なのか，本人自身が気づいていないことが多
いので"落とし穴"なのです。

山原 「コーチングマインドをもって関わっていると，本人の言葉のトーンや
ちょっとした表情で，何か腑に落ちていないなあと感じることがありま
す。その時には，何がすっきりしていないかを問い，話の流れを修正す
ることが必要になります。

　何か相談を受けた時には，『**相談者は，本当に相談したいことについて
自分自身ではわかっていない**』という可能性があることを知っておいてく
ださい。」

スタッフ（クライアント）が話してくれる

山原 「先日，音無さんが相談に来てくれました。音無さんの気づきが素晴ら
しかったのでここで紹介させてください。音無さん，事例として皆さん
にお話することを承諾してくれてありがとう！」

　具体的に"落とし穴"とはどのようなものなのでしょうか。次に示すのが，
会話をする中で本当のテーマに気づいた例です。

▼▲▼▲▼

音無「私，昔から，何についても自信がないんです。だから，もっといろいろ専門の勉強をしたいんです。勉強したら自信がつくんじゃないかって思って…。」

山原「勉強したいって，いいわね！ ちなみに，自信がほしいって感じた時のことを教えて。」

音無「先週の感染管理委員会で発表する時に，途中でうまく話せなくなってしどろもどろになってしまったんです。」

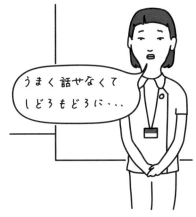

うまく話せなくて
しどろもどろに‥‥

山原「その時のことを思い出して，しどろもどろになった時，音無さんの中で何が起きていたの？」

音無「委員長の気難しそうな表情を見ているとちゃんと意味が伝わっているかな，間違っていないかなって不安になって。そうなったら，どんどん言葉に詰まっちゃって。」

山原「話してくれてありがとう。逆に何か発表した時に，しっかりと話せた時のことを教えてもらえるかな。」

音無「先月の委員会で発表した時は大丈夫でした。準備していたことをしっかりと話せました。」

山原「そうなんだ。思い出してみて，先週と先月は何が違ったのかな？」

音無「……。委員長の表情です。先週はアクシデントで時間に遅れて来られて，イライラされている雰囲気でした。」

山原「委員長の表情を見たり，雰囲気を感じたことで，どうなったの？」

音無「ドキドキして，早く発表を終わらせたいと思って，萎縮してしまいました。」

山原「本当はどうなったらよかったのかな？」

音無「…。本当は，しっかりと研究したことを伝えたかったです。」

山原「ここまで話して，感じたことや気づいたことは？」

音無「専門の勉強は大切ですけど，そのことと，うまく話せなかったことは

関係ないですね。しっかり研究してましたから。私は，相手の態度や雰囲気にかかわらず，意見を言えるようになりたいです。」

　山原はにっこり笑顔で問いかけた。

山原「あらためて，このあとの時間は何について話せたらいいかしら？」

音無「雰囲気にのまれずに，自分の意見を言えるためのヒントがわかれば嬉しいです。」

▽▲▽

　音無さんは最初，自信がないから，自信がほしい。そのためには，自信を手に入れるための専門分野の勉強が必要だと思っていました。もちろん，何か専門分野の勉強をしようとする意欲は素晴らしいものですし，山原看護部長も「いいわね！」と承認していました。

　そのことは少し脇に置いておき，山原看護部長は，音無さんが「自信がほしいから勉強したい」と感じた時，音無さんに何が起きていて，どう思ったのか，何を感じていたのかを知ろうとしました。そのために，うまく話せなかった時の具体的な状況を思い出してもらい，その時に何が起きていた（どんなことを思ったり，どんな気持ちになったり，どんなことを感じていた）のかを検証しました。また，いつも人前で話せないのか？　うまくできた時があればできなかった時との違いは何か？　にヒントがあるかもしれません。その検証を通して，音無看護師長は，自分の本当のテーマは，相手の表情や雰囲気に関係なく意見を言えることだと気づいていったわけです。

　もし，山原看護部長が音無看護師長の「自信がないから勉強したい」という言葉をそのまま受け取ってしまうと，テーマは，「どんな勉強をするのか？どうやって勉強するのか？」「どうやったら自信がつくのか？」などになります。

　それでもコーチングマインドで話を聞き，本人のやる気を引き出すことはできるでしょうが，本当のテーマからは離れているので，音無さんはすっきりしないまま話が終わることが予想されます。

　クライアントが最初にもってきたテーマに飛びつかずに，なぜそのテーマなのかということを知るために，きっかけとなった出来事の背景を思い出してもらいます。そのうえで，スタッフが本当に話したいテーマに行きつくよ

うに軌道修正することを**テーマの再設定**といいます。

　今回の音無さんの話も，「自信がほしい」という希望は抽象的すぎて，そのまま進めると空回りになります。「何についての自信がほしいのか？　どんな時に，その自信がほしいのか？」を具体的に問いかけて，特定していかないと扱いようがないのです。

対人関係論

　「人間の悩みのすべては対人関係の悩みである」[1]とアドラーは言いました。人間のあらゆる行動には，相手役が存在する対人関係だという考え方が対人関係論です。誰かとの関係がうまくいかないというのはイメージしやすいと思います。

　一方で，「SNS で発信できない」のように，特定の相手がいない場合も，「誰か」にどう思われるのかを気にして影響されるのも対人関係です。究極，世の中に自分 1 人なら，「お金がない」「容姿に自信がない」というような悩みは起きないわけです。

　悩みは，その人 1 人の中で完結するものではなく，必ず，相手がいて，その関係性の中で発生すると考えるのです。そういう視点で悩みをとらえると，悩んでいる人の内側にある衝動や心の闇，トラウマが原因という考え方とは別の見え方になります。

　今回の「音無さんの自信がなくてうまく話せない」も，自信がないという音無さんの内側の問題とも考えられますが，具体的な場面を聞くと，そこに不機嫌(に見える)委員長がいました。委員長がご機嫌な時や，安心できる人の前なら発表できるのです。すなわち，対人関係の悩みだと考えることができます。

わかった気にならない

　山原　「コーチングって本当は簡単なのよ。だって，結局，『本当はどうなった

らいい？』『本当はどうしたいの？』，それがわかったら，『じゃあ，どうする？』，それだけなんだもの。」

山原は笑顔でそう言った。

碇 「そうはおっしゃっても，難しいです。だって，本当はどうしたいかって問いかけても，スタッフもわからないって言うし，やっぱり，熟練のテクニックが必要だし，部長は経験があるからそう言えるんです。」

研修に参加している管理者を代表して，碇が意見した。

山原 「そうね。シンプルに問いかけても，出てこなかったりするから，コーチにはそれなりのスキルとトレーニングが必要ね。ちょっと聞いてほしいことがあるんだけど，私がコーチングを学んでいる時に，小学2年生だった息子から学んだことなの。」

▽▲▽▲▽

（ある日，山原がいつも通り出勤しようとした時）

息子 「ママ，どこいくの？」

山原 「病院に仕事に行くのよ。」

息子 「どうして，病院に行くの？」

山原 「病気の患者さんがいるからよ。」

息子 「どうして患者さんがいるから行くの？」

山原 「患者さんが困っているからよ。」

息子 「どうして，患者さんが困っているからママが行くの？」

山原 「……。患者さんに元気になってほしいからよ。」

息子 「どうして患者さんに元気になってほしいの？」

山原 「……。それは…。元気になる姿を見て嬉しいから。いや，それだけじゃなくて，元気にならない患者さんの役にも立ちたいから…。そう，ママは患者さんの役に立ててるのが嬉しいの！」

▽▲▽▲▽

山原 「はじめは，当たり前のことを聞いてきてちょっとめんどくさいなって思ったけど，あまりにも純粋にキラキラした目で『どうして？　どうして？』って問いかけられたら，自分でもわかっていなかった仕事の喜び

に気づいたの。そして，あぁ，これがコーチングの極意なのかなって感じたの。」

碇「これっていうのは？」

碇は，食い入るように質問した。

山原「コーチがわかった気にならず，純粋に知りたいって思って質問すること。」

碇は，自分が話したいことだけを伝える面談から，スタッフに話してもらう面談に変わっていることに手応えを感じていたが，ただ聴くだけではなく，次のステップがわかったような気がした。

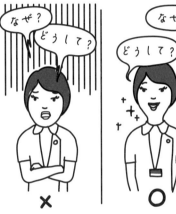

山原「ただし，なぜ，どうしてって質問する時は，表情や声のトーンに気をつけてね！ 真剣でも怖い感じになると詰問になっちゃうからね！」

─ Column ─

わかった気にならない―知っていることが邪魔をする

　例えば，看護師同士や看護師長同士など，同じような仕事に就いていたり，同じような職位をもっていたりすると，相手の話と自分の知っている世界の共通項が多くなります。そのため，相手の話を聴いて，「それ，わかる，わかる」「そりゃ，そうだよね」となりがちです。話す側も，そういう態度で聴いてもらえると，わかってもらえた気になります。

　その一方で，相手の話の状況がわかるからこそ，「私だったらそうは思わない」とか，「なぜ，そこでこうしなかったのかなあ」といった分析や評価が始まることもあります。

　コーチングでは，自分がよく知っている状況の時には，特に「わかっ

た気にならない」を心がける必要があります。知らない状況の時や，経験したことのない話だと，先ほどの山原看護部長の子どものように，「なぜ」「なぜ」と純粋に問いかけることができるのに，知っている状況においては，知っていることが邪魔をするからです。

　職種や職位や職場が同じだからといって，相手の話をわかった気にならない。もちろん共感したり理解することは大事ですから，それらを併せもった聴き方が求められるということです。

　3章(▶64ページ)でもご紹介した認知論を思い出してください。人は，同じ事象を見ていてもそれぞれの色眼鏡をかけて，違う意味づけをしています。その前提で，わかった気にならず，コミュニケーションをとることが大切です。

引用文献

1）アルフレッド・アドラー著，岸見一郎訳：個人心理学講義―生きることの科学．一光社，1996．

参考文献

• 岩井俊憲：7日間で身につける！アドラー心理学ワークブック．宝島社，2014．
• 岸見一郎，古賀史健：幸せになる勇気．ダイヤモンド社，2016．
• 鈴木義也ほか：アドラー臨床心理学入門．アルテ，2015．
• 本間浩輔：ヤフーの1on1―部下を成長させるコミュニケーションの技法．ダイヤモンド社，2017．
• 宮越大樹：人生を変える！「コーチング脳」のつくり方．ぱる出版，2021．

※「テーマの再設定」は，宮越大樹氏が考案したコンセプトです。

第 10 章

セルフケアのススメ

Key Points

心と体の点数化／心と体のケア／リソースフル

　　碇看護師長は，苛立っていた。スタッフのミス，突発的なトラブル，家事の負担，離れて暮らす母親からの電話。今までもあったことだが，とにかく癪に障るのだ。コーチング研修が始まり，怒りっぽい性格が，ここ最近，穏やかに変わっていた実感があった。そんな自分を気に入っていたのだが，元の自分に戻ってしまっている気がして，それが嫌だった。

　　スタッフとの面談でも，「相手の背景や関心」に関心を寄せて落ち着いて聴けるようになっていたのに，直近の面談では，口を出しそうになったり，自分の意見をかぶせそうになったりしていた。

　　せっかく学んだことを実践できなくなっている。そんな後ろめたい気持ちの中，コーチング研修の日がやってきた。

コーチング研修
DAY **10**

コーチング研修でセルフケア⁉
（今の心と体の状態は何点？）

| 山原 |「今の心の状態，すごくいいが 10 点，最悪が 0 点だったら何点？」

　　山原看護部長は参加している管理者全員に問いかけた。山原はいつもながら元気だ。

| 看護師長A |「心の状態が何点？」

| 看護師長B |「そんなこと考えたことない。」

看護師長たちが口々につぶやいたが，山原が再度，促した。

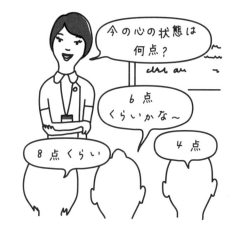

山原 「みんな意識を自分自身の内側に向けてみて。あらためて，今の心の状態，すごくいいが10点，最悪が0点だったら何点かしら？」

看護師長A 「そう言われたら，私は8点ぐらい。いい感じです。」

看護師長B 「私は，大体6点ぐらいかな。」

看護師長C 「私は，4点。」

看護師長たちが答えた。

山原 「じゃあ，ちょっとノートの端にでも，点数をメモしておいてくれるかしら。」

山原の言う通り，看護師長たちは自分の心の点数をノートにメモした。

山原 「次に，頭の先から，首，肩，腕，腰，お尻から足先まで体に意識を向けてみて。体の状態はどうかなあ？　快調が10点，ボロボロが0点だったら何点？」

看護師長A 「体の調子はヨガをやりだしてから結構良くて9点です。」

看護師長B 「私は，ひと駅遠くから歩くようにしてから調子が良くて8点です。」

看護師長C 「う〜ん，悪くはないけど肩がパンパン。6点です。」

看護師長D 「腰痛が酷いんですよ。4点かな。」

看護師長E 「疲れが抜けなくて，3点です。」

多くの看護師長たちが，体の不調や疲れを口にした。

山原 「お疲れの人が多いみたいね。また，今の体の点数をノートにメモしてね。」

看護師長たちは，体の点数をノートにメモした。

▼▲▼▲▼

山原 「みんな！　セルフケアしているかしら？」

碇 「どういうことですか？」

　山原の質問に，碇が逆に質問した。

山原 「セルフケア，つまり自分で自分のケアをしているかってことよ。」

音無 「なぜ，コーチング研修でセルフケアなんですか？」

　山原の答えに音無は不思議そうな表情で質問した。そして，待ってました
とばかりに山原が話しだした。

山原 「いい質問ね！　それはね，コーチ（管理者）こそセルフケア，つまり自
　　　分自身を癒し，いい状態にしておくことが大切なの。自分自身がいい状
　　　態じゃないといい関わりできないし，クライアント（スタッフ）にいい影
　　　響がないのよ。」

　碇は，ハッとした。スタッフにも家族にもいい関わりができていた時は，
比較的心に余裕があった。それが，夏休みに入り，子どものキャンプなどの
行事が目白押しで，休日も体力を使い果たしていた。そういえば，そのぐら
いから，ちょっとしたことでイライラするようになっていたのだ。

▼▲▼▲▼

山原 「近くの３人でグループになってください。今から，まずはどうしたら
　　　心の点数が上がるのか，いい状態にできるのか，アイデアを出してくだ
　　　さい！」

　山原の号令で看護師長たちが口々に
アイデアを話した。

看護師長A 「友達と食事に行く！」

看護師長B 「高級フレンチ！」

看護師長C 「回っていないお寿司！」

看護師長D 「焼き肉！」

山原 「いいわね～！　食べる以外にア
　　　イデアはある？」

　山原の言葉に笑いが起こった。

看護師長たちから，

「最近できていなかった趣味のサイク

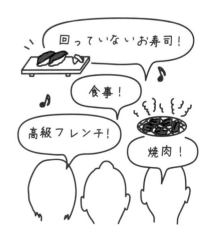

リング」「趣味でいうと，私は山登り！」「私は，スキューバダイビング！」「ソロキャンプ！」「旅行に行きたい！」「私は，カラオケ！　最近行けてなかった」「私は，映画！　もう長らく行ってないです。」

　次々にアイデアが出てきた。

山原「いいわね〜！　日常でできるプチご褒美は？」

　山原の問いかけに看護師長たちのアイデアが加速した。

看護師長A「近所の餃子屋さんで持ち帰り。あっ，また食べ物か。」

看護師長B「それでいうと晩酌をちょっと高めのお酒にする。」

看護師長C「撮りためているドラマを観続ける。」

看護師長D「アロマを焚く。」

看護師長E「1日の終わりにアイスクリーム。」

▼▲▼▲▼

山原「みんな，想像してみて。今，言ったアイデアをやれたら，どうなりそう？」

　山原が少し落ち着いたトーンで問いかけた。すると，

「めちゃくちゃスッキリできそう」「満たされます〜」

と，看護師長たちから言葉が漏れ出た。そして，同じく体の状態を良くするためのアイデア出しが始まった。

「マッサージに行く！」「温泉に行く！」「鍼を打ってもらいに行く！」「1日寝続けたい」「ずっとやろうと思っていたウォーキング！」「私はヨガをはじめてみたい」「私は，ファスティングやってみたい。」

山原「みんな，想像してみて。今のアイデアが実際にできたら，どうなりそう？」

　山原の問いかけに，看護師長たちそれぞれが，自分の出したアイデアを行っているところを想像した。

「体も心もスッキリしそう」「エネルギー満タンで元気になりそう」「爽快に仕事もできそう。」

▼▲▼▲▼

看護師長たちのポジティブな発言の中，碇はつぶやいた。

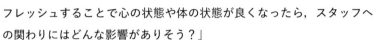

碇「なんだか，自分のために何かをするって，罪悪感を感じてしまうんです。そんな時間があったら，スタッフのために少しでも現場に入らなきゃとか，家族のためにやれることがあるのにとか考えてしまって。」

　そんな碇に山原が優しく問いかけた。

山原「碇さん，想像してみて。碇さんがリフレッシュすることで心の状態や体の状態が良くなったら，スタッフへの関わりにはどんな影響がありそう？」

　碇は思い出していた。確かに心に余裕があった時は，スタッフのミスにも目くじらを立てずに，寄り添えていた。スタッフとの面談でも，自分の意見ではなく，まずは聴くことを心がけていたのである。

碇「スタッフの声に耳を傾けられ，寛容に接することができそうです。」

　碇の言葉にゆっくりとうなずきながら，山原はさらに問いかけた。

山原「そんなふうに接してもらったスタッフには，どんな影響がありそうかしら？」

　碇は，コーチング研修での学びを実践してから，スタッフが少しずつだが，伸び伸びと仕事をするようになっていた姿を思い出しながら，

碇「スタッフが安心して仕事ができるようになったり，他にもいい影響が出たりしそうです。」

　と口にした。その言葉にしっかりとうなずいた山原は，また問いかけた。

山原「そんなふうに安心して仕事をしている看護師に看護される患者さんにはどんな影響があるかしら？」

　碇は，まさか自分自身をケアすることが，直接看護をしていない患者に影響するとは思ってもみなかった。

碇「患者さんも，そんな看護師からだと，良い看護が受けられると思います。」

言葉にしながら，今までの自分を振り返った。つらい時でも弱音を吐かずに職務にまい進する。自分に鞭を打ってでも現場に出る。ちょっと古い言葉になってしまったが，自己犠牲つまり，自分のことは後回しで現場を考えることこそがリーダーの務めだとの信念が揺れるのを感じていた。

> **山原**「何度も言うけど，今，出したアイデアをぜひ実行してみてほしいの。皆さんがスタッフを大切に思っていることや，つらい時もリーダーシップを発揮してくれていることに心から感謝しています。そんな皆さんにこそ，自分自身を大切にしてほしいの。そして，これは，管理者としての責任でもあると私は思っています。自分を喜ばせてあげること。自分を癒してあげること。そのことは，あなただけではなく，スタッフのためでもあるし，そのスタッフに看護される患者さんのためでもあります。そして，あなたの大切な家族のためでもあります。」

碇だけではなく，他にも，自分自身のために時間を割いて何かをすることに罪悪感を感じていた。そこまでではなくても，躊躇する管理者はたくさんいた。いつもスタッフのこと，患者のこと，人のケアのことばかり意識して，自分自身のケアに意識を向けたことがなかった。本当は自分たちも楽しみたい，早く帰りたいと思っていたはずだが，そこには蓋をしていた。その蓋を取ってもいいよという山原の言葉は，優しく沁みわたった。

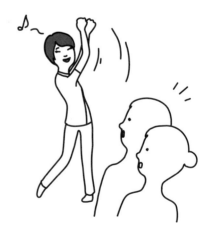

> **山原**「ちなみに，私のご機嫌の秘訣は，ゴルフです。腕前はトホホなんだけど，とにかく体の調子も良くなるし，何より気分が良くなるのよ～。」

エアーでスイングをしながら話す山原は楽しそうだ。

> **山原**「それだけでなく，自分を喜ばせること。癒すための時間は大切にしているの。コーチングを受けるのは，その一環でもあるの。」

▾▲▾▲▾

　山原は天性の性格によって，いつもご機嫌な人になっているわけではなかった。考えてみると看護部のトップである山原のもとには，難しい問題がいくつももち込まれている。精神的に疲れることがあって当然ななかでも，トップの責任として，いい状態でいるためにセルフケアに取り組んでいるのだ。

音無「コーチングができる山原部長でも，コーチングを受けるんですか？」

　音無が質問した。

山原「そうよ！　ぐちゃぐちゃになっている頭を整理したり，時には，不満や怒りを吐き出したり，自分を振り返って，自分をねぎらったり。コーチングを受ける時間は，私にとって，心を整える大切な時間なの。やり方をわかってはいても，自分で考えるのと，コーチに聴いてもらい関わってもらうのでは，気づきの深さが違うのよ。みんなも自分で手当てをするのと，誰かに手当てをしてもらうのでは違うんじゃない？　それと似た感じかな。」

　看護師長たちは，これまでコーチングを学ぶことや，スタッフに実践することには意識をもっていたが，自分が受けるということへの意識が希薄だった。だが，山原自身がコーチングを受けていることで，より良い状態をキープしているのを知り，自分のためにも，周りの人のためにも，コーチングを受けることへの関心が高まった。

　笑みを浮かべながら，さらに山原は続けた。

山原「自分をリソースフルな状態にするために，私が大事にしているのは，朝の散歩よ。5年前から続けているの。散歩を日課にできたらいいなあと思っていたけど，自分の状態を常に良くしておくことが大事って教わって，自分がやりたいことを日課にしようと思ったの。最初は，15分程度だったけど，続けているうちに，今は30分になったわ。植物の育ち方が目に留まるようになったり，季節によって陽の昇り方が違うことに気づいたり，すごく楽しいの。雨の日は雨の日で，暑い日は暑い日で，新しい毎日を感じて，散歩のあとに朝ご飯を食べて出勤すると，すっきり。その頃から，みんなの話をコーチングマインドをもって聴け

るようになった気がするわ。」

宿題

（心と体を含め）自分自身を良い状態にすること。つまり，自分をご機嫌にする！

▼▲

　コーチングで目指すゴールのひとつは，クライアントが**リソースフルな状態になること**です。リソースフルとは，経験，技術，知識，人脈などその人がもっているもの（リソース）を使いこなせる状態のことを指します。人は悩んでいたり，落ち込んだりしている時，特にパニックになっている時は，もっているリソースに目がいかず，忘れてしまいます。本来もっている力を使えないのです。これを，アンリソースフルな状態といいます。コーチとの対話の中で，自分がもっているリソースに気づき，心の状態が良くなり，リソースを使いこなせるようになる。そうやって，コーチは，クライアントがもっている能力を引き出すことができるのです。

　そして，コーチにもリソースフルな状態が必要です。コーチングの技術もそうですが，人としてのあり方や心身の状態がクライアントに影響します。クライアントがリソースフルになるためのより良い関わりをするためにも，コーチ自身がリソースフルな状態を維持することが大切なのです。

　心の状態を良くするために，瞑想を取り入れているコーチもたくさんいます。しっかり時間を取れなくても，数分間，目を閉じて，ゆっくりと呼吸をするだけで，スッキリしたり，落ち着いたりするので，ぜひ試してみてください。

　また，心と体は相互に影響するので，心だけではなく，体の状態を良くすることも大切です。ぜひ，体の状態にも意識を向けるようにしてください。実際に，ジムやヨガに行ったり，整体やマッサージなどでコンディショニングをして体の状態が良くなった時は，良いコーチングができたという声はよく聞くものです。

看護師長たちが出したアイデア以外にも，

- しばらくやっていなかった趣味を再開する
- いつかやってみたかったことに挑戦する
- 会いたい人に会う
- 行ってみたかったところに行く
- 好きなことをする時間をとる

など人それぞれに合ったセルフケアがあります。何があったら自分を喜ばせることができるのか，何があったら自分を癒すことができるのか，ぜひ，考えてみてください。

　しっかり時間をとってできること以外にも，日常の少しの時間でできることも意識してみてください。そうすることで，特別な時でなくても普段から自分自身を良い状態にすることができます。

　また，体のケアに関しては，マッサージ，整体などがイメージしやすいと思いますが，心のケアに関しては，コーチングを受けることをおすすめします。この本を読んだ方が互いにコーチングするようになれば素敵ですね。

参考文献
- 平本相武：人生がうまくいく「心のスイッチ」の入れ方─ "最高の自分"を引き出す3つの方法．大和出版，2007．
- 宮越大樹：人生を変える！「コーチング脳」のつくり方．ぱる出版，2021．

セルフケアをしよう

　読者の皆さんもやってみてください。

　まず，今の心の状態に 10 点満点で点数をつけてみましょう。

心の状態

　[　　/10]

　心の状態を良くするためにできること・やってみたいことを書き出してください。

　[　　　　　　　　　　　　　　　　　　　　　　　　　　　　　]

　書き出した中から，

❶すぐに簡単にできること（今日から 3 日以内にできること）を実行してみましょう。　例）ご褒美にアイスクリーム，アロマを焚くなど

　[　　　　　　　　　　　　　　　　　　　　　　　　　　　　　]

❷少し計画が必要なことで，できそうなことを考えてみましょう。

　例）映画館での映画鑑賞，電車に乗って美術館に行く，カフェ巡り，ショッピングなど

　[　　　　　　　　　　　　　　　　　　　　　　　　　　　　　]

　次に体の状態に 10 点満点で点数をつけてみましょう。

体の状態

　[　　/10]

　体の状態を良くするためにできること・やってみたいことを書き出してください。

　[　　　　　　　　　　　　　　　　　　　　　　　　　　　　　]

　書き出した中から

❶すぐに簡単にできること（今日から 3 日以内にできること）を実行してみましょう。　例）サウナに行く，ひと駅遠くから歩くなど

　[　　　　　　　　　　　　　　　　　　　　　　　　　　　　　]

❷少し計画が必要なことで，できそうなことを考えてみましょう。

　例）ランニング，1 日中寝るなど

　[　　　　　　　　　　　　　　　　　　　　　　　　　　　　　]

　あなたの状態は，コーチングにかかわらず，人への関わりにも，お仕事のパフォーマンスにも，影響します。自分のためにも，周りの人のためにも，セルフケアを続けていきましょう！

第11章

相手に伝わるコミュニケーション

Key Points

伝える／横の関係／人に注意する／私メッセージ・あなたメッセージ

　音無看護師長は，異動してきたスタッフの斎藤のことで悩んでいた。音無は，そもそもコミュニケーションをとるのが苦手だったが，山原看護部長の研修を通じて，コーチングマインドに意識してしっかり聴くことはかなりできるようになってきていた。しかし，スタッフに対して苦言を呈することや，注意をすることなど，立場上言わなければいけないことが言えないのだ。頭ではわかっている。私が言わないで誰が言うのって。でも言えないのだ。

　そんな中で迎えた研修の日だった。

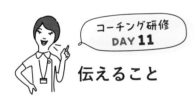

コーチング研修
DAY 11

伝えること

山原　「皆さん，こんにちは！　研修当初からずっと，スタッフの話を『聴く』ことを，実践してくれているようですね。今日の研修は，『伝えること』がテーマです。特に注意や改善の伝え方について一緒に学んでいきましょう！」

　山原看護部長が話し出すとその場が明るくなる。

礎　「コーチング研修で伝え方をやるのですか？」

　礎は，コーチングは，話を聴くことがメインだと思っていたので驚いた。

山原　「そう言われれば，そうね。もちろん，コーチングの時間は，聴くこと

がメインになるわね。でも，コーチが自分の思いを伝えてはいけないことなんてないのよ。コーチの意見が刺激になることもあるし，より深い信頼関係を築くことにもなりうる。何より，皆さんは管理者だから聴くだけではなく，伝えることが重要な場面も多いと思います。」

確かに伝える技術が上がれば，マネジメントだけではなく，日常生活も楽になる場面が増えると碇は思った。

▽▲▽▲▽

山原「それではさっそく質問です。スタッフに注意したり，自分の意見を言ったりするのが苦手な人は，手を挙げてください。」

山原の問いかけに，参加していた管理者の半分以上が手を挙げた。音無も小さく手を挙げていた。

山原「碇さんも，伝えるのが苦手なの？」

碇が手を挙げていたのを見つけて，意外そうな声で訊ねた。周りからの評価では，碇は口調も強く，言い過ぎるぐらいに思われていたからだ。

碇「実は，苦手なんです。管理者は嫌われ役だと割り切ってるので言いますけど。だから，気合いを入れて言うんです。その分，スタッフに怖がられるのも仕方ないと思っていますし。」

少し拗ねたような表情で答える碇に，山原はさらに問いかけた。

山原「で，碇さん，なんてニックネームつけられてるんだっけ？」

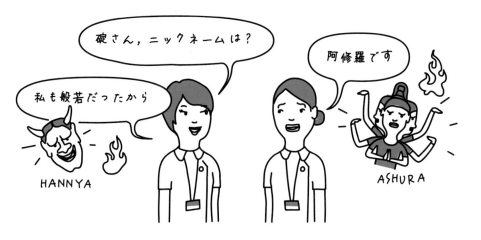

碇は，少し笑いながら「阿修羅です！」と答えた。

山原 「碇さん，ありがとう。何度も言うけど，私も般若だったからね。あの頃の私は，スタッフに注意して反発されたくないから，無意識のうちに口調や表情で威嚇していたの。今は，言うべきことを言って嫌われるのは仕方がないと思っているわ。でも，最初から管理者は嫌われ役と思ってほしくないの。嫌われずに良い関係が築ける方が，自分も心地よいしチームのパフォーマンスも上がると思う。相手が受け取りやすい伝え方を身につけたら，自分も相手も傷つけずに，どちらも大切にできるから，お互いに良いと思うの。」

　碇は，山原の言葉を聞きながら，部下にだけではなく，上司に対しても強い口調で接しているのは，自分が傷つきたくないからなのかもしれないと思った。その証拠に，傷つけられる心配のない山原の前では，穏やかで素の自分を出せている。

▼▲▼▲▼

山原 「スタッフに注意したり，自分自身の意見を言ったりするのが苦手な人は，『相手を傷つけたくない』『相手にどう思われるのか』が気になるのではないでしょうか？」

　山原の言葉に看護師長たちはうなずいた。

　その時，音無が口を開いた。

音無 「私は，いつも言えないんです。管理者として注意しなきゃいけないと思っているけど，苦手で。スタッフに注意しなきゃいけない場面で，反発されるのが嫌で。」

山原 「音無さん，もう少し詳しく教えてもらえるかな？」

　山原が柔らかい口調で問いかけた。

音無 「私は，今までも言うべきことを言えないから，ちゃんとしているスタッフまでだんだんだらけてきたり，モチベーションが下がったりして，チームの雰囲気が悪くなったことがあったんです。その反省があるのに，今も，言えなくて…。」

　うつむく音無に山原は問いかけた。

山原 「今も言えないでいるのね。そのことが気になるのはどんな時なの？」

音無「新しく入ってきた斎藤さんというスタッフが，髪の毛を明るく染めてきたので，主任が注意したんです。そしたら，『私はこの方が仕事に気合が入るんです！　規則はあるんですか？』って反発してきたらしいんです。たしかにうちの病院には規則はない。主任は，師長から注意してほしいと言うんですが，どうしたものか。斎藤さんを見かけた時に言わなきゃと思ったんですが，やっぱり言えなくて。私，いつもこんな感じで注意ができないんです。」

話しながら落ち込んでいく音無に，山原はさらに問いかけた。

山原「音無さん，話してくれてありがとう。斎藤さんを見かけた時に，音無さんの中で何が起きたのかな？」

しばらくの沈黙の後，

音無「違和感です。」

音無の口からゆっくりと言葉が出てきた。沈黙の間，音無は，斎藤を見かけた時のことを思い出し，その時の感覚を感じようとしていた。音無の言葉のスピードに合わせるように山原がまた，問いかけた。

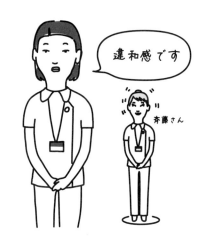

山原「違和感っていうのは？」

山原の短い問いかけに，さらに沈黙が続き，やがて，音無が答える。それは，音無がゆっくり話すタイプという理由だけではなく，内省してから言葉を紡ぎ出している証拠だった。

音無「1人だけ浮いていて，違和感がありました。この病院のユニフォームを着て，看護をする存在にはふさわしくないって思いました。でも…，私が堅物すぎるのかなとも思いました。」

山原「そうか〜。音無さんにとって，この病院のユニフォームを着て看護をするのにふさわしい存在って，どんな人なの？」

音無「患者さんのケアを一番に考えられる人です。患者さんに安心感を感じてもらえる存在です。あぁ，だから。斎藤さんの髪の色に対して実際に

はクレームも出ていないんですけど，ただでさえ病気でつらい思いをしている患者さんに，余計なストレスを与えたくなかったんです。それが一番気になっていたんだと気づきました。」

音無の表情から曇りが消えて，スッキリした表情になった。

▽▲▽▲▽

山原 「ちなみに，注意することでどうなってしまうことを避けてたのかな？」

音無 「避けてたこと…。反発されるのが怖いのもありますが，斎藤さんは，元気な子で，一生懸命に仕事に打ち込んでくれているので，そのやる気を下げたくなかった…。」

音無は，注意できない情けない看護師長だと自分を責めていたが，スタッフのやる気のことも考えていた自分に気づき，注意しないことに目的があったんだと驚いた。

山原 「音無さんは，斎藤さんのやる気を下げたくなかったのね！」

笑顔の山原の言葉に音無の目が輝いた。

音無 「そう。そうなんです！」

山原 「音無さん，斎藤さんに本当はどうなってほしいですか？」

音無 「今のまま，明るく患者さんのケアを第一に考える看護師に育ってほしいです！」

山原の問いかけに答える音無は元気を取り戻していた。

山原 「そのために，今回，斎藤さんにどうしてほしいですか？」

音無 「髪の毛を染めることは全然いいんですけど，先輩の小野さんぐらいのトーンにしてほしいです。」

山原 「では，これから相手のやる気を下げずに伝えるトレーニングをしましょう！」

音無 「楽しみです！」

▽▲

全体論

　アドラー心理学では，「1人の中に葛藤や矛盾は存在しない。意識と無意識，心と体，思考と感情などは対立しておらず，目的に向かって協力している」と考えています。

　音無さんは，注意したいけれどできなかったという認識でいます。しかし，全体論の視点に立てば，斎藤さんのやる気を下げないという目的のために，注意をしなかったともとらえられます。このように「○○したいけど，できない」とか「わかっているけど，やめられない」というのは，全体論では，何かの目的のために「やらない」「やめない」を選択していると考えます。そのため，全体論では対立や葛藤などはないということになります。前者の「○○したいけどできない」とか，「わかっているけれどやめられない」などは，何かの責任に転嫁しているのです。しかし，主体的に自分自身の人生を生きることを大切にするアドラー心理学においては，自分自身が「やらない」「やめない」と決めている，という視点に立ちます。手厳しいかもしれませんが，とても重要な考え方です。

　だからといって，実際に相談に乗る際は，「あなたは葛藤などしていない！」「自分に嘘をついている！」とストレートに伝えることはおすすめできません。コーチが，全体論を知っているからこそ，「注意することでどうなることを避けたかったのか？」と，やらない目的について問いかけ，本人が気づけるようなサポートができるのです。

リクエストの伝え方

　改善を求めたり注意をしたりする際には，相手のダメなところだけを伝えるのではなく，それを**どうしてほしいのかを伝える**方が大切です。また，その理由も，伝える側が自己理解しておくことが必要です。

　怒りなどのネガティブな感情をぶつけたり，嫌味を言ったりしても，相手との関係が悪くなるだけです。注意や改善を伝える目的は，感情をぶつけてスッキリすることでも，相手を支配・コントロールすることでもなく，**協力**

するためです。できることは縦の関係での命令ではなく，横の関係でのリクエストなのです。

　あるスタッフが，大切な会議に遅れてきたことを例にとってみましょう。遅れてきたことに対して，何か伝えたい時，あなたならどう伝えるでしょう。

前準備

1. 自分にとって何が嫌なのか・困っているのか

　まずは，相手のことや行動に対して，何が嫌なのかや何に困るのかを明確にします。時間に遅れて人を待たせる(事実)のは人を大切にしていないようで嫌だ。

2. 本当はどうなったらいいか？

　現状に対して理想の状態を描きます。そして，その状態になるために，相手にどうしてほしいのかを明らかにしておきます。

- 時間通りに来てほしい。
- 他の人と協力して課題に取り組んでほしい。

　ここまで準備ができれば，実際の伝え方にはこのような例が考えられます。

伝え方

0. 信頼関係の構築(▶26 ページ)

　これはすでに述べたように，日頃から行っておくことが肝要です。

❶近況を聞く。例：「調子はどう？」

❷共感やねぎらいを伝える。例：「○○の状況で大変だよね」

❸長所や貢献，感謝を伝える。例：「○○さんの〜なところのおかげで助かっている。ありがとう」

❶〜❸をシチュエーションに合わせて使う。

1. 私メッセージ

主語が私のメッセージで伝えます

❶「事実」を言う（いつ，どこで，誰となど，相手の目に見える行為）。
　　×「最近，たるんでるじゃない？」
　　×「いつも会議に遅刻するじゃない？」
　　○「昨日の朝の会議に遅れたことなんだけど」
❷「私の気持ち」と「リクエスト」を伝える。
次に，私の気持ちとどうしてほしいかというリクエストを伝えます。
ここで大切なのは，相手をコントロールしようとしないことです。
※○○してもらえたら，嬉しい・助かるなどがおすすめ。
　　×「（あなたは）社会人失格よ」
　　△「（私は）あなたに遅刻しないでほしい」
　　○「（私は）あなたが時間に余裕をもってきてくれたら嬉しい」
❸理由を伝える（「なぜなら～だから」）
「言わなくても常識でわかる」「以心伝心」などとは思わず，自分と相手は
背景が違うという前提で，リクエストの理由も伝えましょう。自分が「遅
刻＝人を大切にしない」と思っていても，相手はそうは思っていないかも
しれません。だから，あくまでも自分の意見として伝えるのです。
　　例）「なぜなら，課題に向かって気持ちよく協力したいから」
　　　「なぜなら，時間を大切にするって相手を大切にすることだと思って
　　　いるから」など。

2.「あなたはどう思う？」「どうかな？」と相手の意見も聞く

　自分のリクエストを伝えても相手にはそれを拒否する自由があります。
また，相手には意見を言う自由もあります。それを十分に意識すれば，や
らされ感ではなく，相手は自分の意思で決めることができるのです。

3.「どうしたらいいと思う？」「一緒に考えよう」

　これは，相手の考えを知りたい，考えがあれば取り入れたいという姿勢
からくる言葉です。そして，どうしたらいいかわからない場合は，協力し
ようという姿勢を表します。
　＊2と3はテーマに合わせて選びます。

山原「では，音無さん。この伝え方を参考に練習してみましょう。まずは，『0. 信頼関係の構築』はどうかしら？」

　音無は，長所を伝えようと思った。

山原「斎藤さんの長所ってどんなところかしら？」

音無「元気で明るい。失敗を引きずらない。ムードメーカー。できなかったところを克服するために努力している。いっぱいありますね！」

　音無は，長所を思い出しているだけで，斎藤へのネガティブな感情が薄らいでいくのを感じた。

山原「では，音無さん，斎藤さんになりきって感じてみて。」

　山原は，スタッフの斎藤になりきった音無に，先ほどの長所をひとつずつ伝えて，感想を聞いてみた。

音無「自分目線だと，元気で明るいのが一番良いと思ったけど，斎藤さんになりきって聞いてみると，できなかったところを克服するために努力しているっていうのが，一番，嬉しかったです。」

私メッセージとあなたメッセージの感じ方の違い

山原「次は，"私メッセージ"を考えましょう。その前に，反対の"あなたメッセージ"だとどうなるか実験してみましょう。」

　私メッセージとは，主語を私にしたメッセージで，主語をあなたにしたメッセージがあなたメッセージです。

　山原は，斎藤になりきった音無に次のように語り始めた。

山原（音無になりきって）「(あなたは)患者さんのために，髪の色を戻すべきよ。あなたが，良い看護師になるために(あなたのために)言ってるのよ。患者さんや周りの人に，見た目で勘違いされて損するのは斎藤さんだよ。」

音無（斎藤になりきって）「私のためはそうなんでしょうけど，押しつけがましいというか，正直，うっとうしかったです。」

　斎藤になりきって聞いた音無は，苦々しい表情で感想を述べた。

山原「次は，"私メッセージ"だとどうかしら？」

山原（音無になりきって）「私は，斎藤さんの髪の色を小野さんぐらいに抑えてもらえたら嬉しい。なぜなら，私が患者なら，ケアしてもらう時にその髪の色だと気になってしまう。私は，患者さんに治療に専念してほしくて，それ以外のストレスになりそうなことは極力なくしたいと思っているの。

音無（斎藤になりきって）「不思議と，さっきよりスッと入ってきました。師長が大切にしたいこともわかったし。でも，患者さんだけじゃなく，私（斎藤）のことにも触れてくれたらもっといいなって感じました。」

　斎藤になりきってその言葉を聞いた音無は，山原に感想を伝えながら，考えた。「さらに斎藤さんが受け取りやすくするには，何を伝えられたらいいか…。」そして，先ほどの伝え方を参考にしながら，でき上がったメッセージを山原に話してもらうようにお願いして，自分は斎藤になりきって聞いてみた。

山原（音無になりきって）「斎藤さん，ちょっといいかな。新しい病棟に来て，<u>一生懸命にできないことを克服しようとしている</u>斎藤さんの姿，私にとっても刺激だし，おかげで私も頑張ろうってやる気が湧いてるの。ありがとう。そんな斎藤さんだからこそ，少し言いにくいんだけど，伝えたいことがあるの。私は，斎藤さんの髪の色を小野さんぐらいに抑えてもらえたら嬉しい。なぜなら，私が患者なら，ケアしてもらう時にその髪の色だと気になってしまう。私は，患者さんに治療に専念してほしくて，それ以外のストレスになりそうなことは極力なくしたいと思っているんだけど，どうかしら？」

音無（斎藤になりきって）「おお，髪の色は残念だけど，これなら嫌な感じがしなくスッと入ってきました。これなら言えそうです！」

　音無の目が輝いた。

自分目線・相手目線・俯瞰目線

7章でも触れましたが，人間関係を扱う際には3つの視点が有効です(▶116ページ)。

1つ目は**自分目線**です。どっぷり自分の考え，気持ちや感覚を感じることです。

2つ目は，**相手目線**です。音無看護師長から見て良いところを伝えることは素晴らしいのですが，相手になりきって感じてみると，そこよりももっと見てほしい，わかってほしいところがあるわけです。ポイントは，相手だったらどうなのかを考えるのではなく，相手になりきって感じてみることです。

自分目線で見た斎藤さんの良いところは「明るくて元気」なところでした。これを伝えるのも効果的ですが，相手目線で言われて嬉しいのは「できなかったところを克服するために努力している」でした。それを伝える方がさらに効果的です。

この事例には出していませんが，自分目線と相手目線にしっかり入ってから，俯瞰目線で少し離れて両者を見ることで，さらに視点が変わり，視野が広がったり，新しい発想が生まれてきます。

▼▲▽▲▽

羽下 「私は，何も伝えず無言で不機嫌オーラを出して，ため息をついたり物に当たったりしているわ…。」

羽下は，音無の伝え方がどんどん変わる様子を見ながら，肩を落としてつぶやいた。隣にいた碇もつぶやいた。

碇 「私は，怒りの感情をぶつけてしまっているわ…。イカリだけに。」

羽下は，ダジャレなのか本気なのか確認する余裕すらもてなかった。

山原 「皆さん，どうかしら？ 指導しなきゃいけない場面で伝えないと，そのスタッフにとっても，チームにとっても良くない時ってあると思います。黙っていたら伝わらないし，我慢が続くと爆発しちゃうかもしれませんね。だからといって嫌味を言ったり，怒鳴ったりして言うことをき

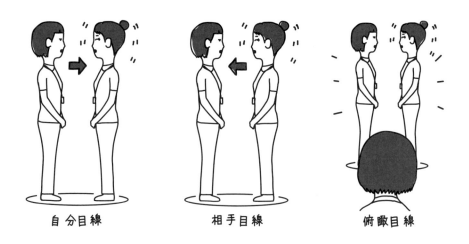

| 自分目線 | 相手目線 | 俯瞰目線 |

かせることは，私たちが望んでいるものではありません。理解し，納得してもらうことが大切です。そして，お互いに協力したいんです。

コミュニケーションは技術だから習得できます。愛がある皆さんだからこそ，今日の伝え方を参考にリクエストや意見を相手が受け取りやすい形で届けてくれたら嬉しいです！」

Column

愛があってもいい関係にはならない

子育てを考えてください。親が子どもに愛情をもつことは大切です。ただ，愛があっても，子どもを怒鳴り散らす，否定的な言葉をかける，過干渉で何でも口を挟む指示をしてくるなどのコミュニケーションをしていては，いい関係にはなりません。いいコミュニケーションがあるから，いい関係が築けるのです。

愛をトレーニングするのは難しいかもしれませんが，コミュニケーションは技術ですのでトレーニングで身につけることができます。つまり，技術を学び，実践する勇気さえあれば，いい関係を築くことができるのです。

参考文献

- 岩井俊憲：7日間で身につける！アドラー心理学ワークブック．宝島社，2014．
- 岸見一郎：アドラー心理学入門―よりよい人間関係のために．p.56，ベストセラーズ，1999．
- 鈴木義也ほか：アドラー臨床心理学入門．アルテ，2015．
- 平本あきお，前野隆司：アドラー心理学×幸福学でつかむ！ 幸せに生きる方法．ワニブックス，2021．

第12章

勇気づけをさらに極める

Key Points

ほめるではなく勇気づけ／感謝／過程・努力・貢献・協力に着目／
失敗の受け入れ／個人の成長を重視／肯定的な言葉／同情ではなく共感

山原は，部長室のブラインドを開けた。そして，柔らかな陽射しを浴びな
がら，大きく伸びをした。

白壁病院に来て1年。看護部長として，まずは中間管理職である副看護部
長や看護師長たちがお互いを信頼し，何でも話し合えて，未来に向かってい
けるような組織づくりをしようと決めていた。

1年前，管理者たちは，みんな素敵な人たちなのに，多重課題，時間管
理，問題解決などに追われ，勇気をくじかれてしまっているようだった。も
ともと，患者を尊重し，スタッフを大切にする職場づくりをする力はある。
そのことに気づき，自分たちから変わろうと一歩踏み出す勇気をもってくれ
るようになったから，師長会での意見交換も活発になってきたし，忙しい中
でも笑顔が増えたような気がする。

ベースはできてきたから，今日の夕方で，いったんコーチング研修は終了
だ。今度は，ワークショップとか，自主勉協会などの新しい形でコーチング
マインドを極めていく支援をしていこう。私自身も，まだまだ学びたいこと
はいっぱいあるから，一緒に学ばせてもらおう。

さて，今日はとっておきの勇気づけの極意を伝えよう。そして，終わった
時には，私がみんなから勇気づけられてきたことに，感謝の気持ちを伝えよ
う。

山原 「研修が始まった当初から，皆さんは，ここまでずっと勇気づけ（▶45
ページ）を実践し続けてくれました。それを見たり聞いたりしてすごく嬉
しかった。本当にありがとう。もう，そのパワフルさは実感してくれて

いると思います。そんな皆さんに，今日は，さらなる勇気づけのポイントを整理してお伝えします！（表12-1）前提として，こちらが何を言おうが，相手がどう受け取るかが大切だから，相手の立場に立って勇気が湧くかどうか考えることを忘れないでね。」

山原看護部長は，いつにも増してハイテンションだった。

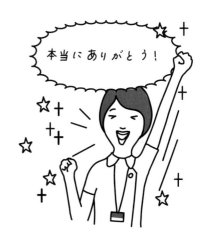

表12-1　勇気づけのポイント

	勇気をくじくメッセージ	勇気づけるメッセージ
1	ほめる	感謝する
2	できていないところを指摘する	すでにできているところを指摘する。さらに増えてほしいところを指摘する
3	成果や能力のみを重視	過程や努力も重視
4	勝ち負けだけに注目	貢献や協力にも注目
5	成功だけを認める	失敗も受け入れる
6	他者との比較を重視	個人の成長も重視
7	こちらが評価・判断・分析・解釈する	相手の評価・判断・分析・解釈を聞く相手の判断にゆだねる
8	否定的な表現を使う	肯定的な表現を使う
9	あなたメッセージで伝える	私メッセージで伝える
10	正論として言う	意見として言う
11	同情する	共感する

平本あきお，前野隆司：アドラー心理学×幸福学で幸せをつかむ！ 幸せに生きる方法. p.232，ワニブックス，2021 を基に一部改変

1. ほめるのではなく，感謝を伝えましょう

　ほめるのは縦の関係です。上司からほめられることが目的になってしまう可能性があります。相手の自立を援助するという視点で，ほめるのではなく，横の関係を意識して，感謝の気持ち「ありがとう」を伝えましょう。ありがとうと言われると，「私は役に立った」という貢献感の向上につながります。

2. できていないところを指摘するのではなく，すでにできているところ，さらに増えてほしいところに注目しましょう

　例えば，石崎主任は良い看護師なのですが，笑顔が少ないことが気になる人だとしましょう。上司は良くなってほしいと思って，できていないところを一生懸命に伝えがちです。

　「石崎さんは，患者さんの前では緊張するのか笑顔が少ないね。」

　「昨日，廊下でリハビリしている○○さんと話していた時，もうちょっと笑顔があったらいいのになあと思ったんだけど。」

　「△△さんの退院が決まったっていう話の時も，もう少し笑顔で喜んであげたらいい感じなのになあって思ったよ。」

　このように，できていないところを指摘されると，「私は，自然に笑顔がつくれないからダメだ」という自己認識が大きくなり，自信を失います。

　まずは，「すでにできているところ」を伝えましょう。

　「石崎さんは，患者さんへの寄り添いが素晴らしいから見習いたいと思う。」

　「石崎さんは，周りへの気配りをしてくれるから助かっている。」

　そのことで，もしかしたら自分でも認識していなかった能力や周りへの貢献に気づきます。そのうえで，「ここがダメ（できていない）」の原因論的な視点から，「どうなったらいい？」の目的論的な視点で「増えてほしいところ」を伝えます。

　笑顔が少ないことが気になっている。だからこそ，「それがどうなったらいいのか？」と考えると，もっと笑顔になってほしいわけです。11章の"**私メッセージ**"を思い出しながら，笑顔をリクエストしましょう。

　さらに，まだまだ笑顔が少なかったとしても，笑顔の時を見つけて，「△

△さんの退院が決まったっていう話をしに行った時，とても笑顔が素敵で，私も気持ちが前向きになった。ありがとう」「一昨日のミーティングの時，すごく笑顔だったね！　おかげでスタッフたちもいい雰囲気になってたわよ。ありがとう」と増えてほしいところが発生したら，積極的に指摘しましょう。

3. 成果や能力のみを重視するのではなく，過程や努力も重視しましょう

　「離職率が減ったね！」とスタッフの取り組みの成果を伝えることや，「点滴が上手だね！」と能力を伝えることは素晴らしいことだと思います。ただし，成果だけを重視すると，離職率が下がらなかったら意味がない（成果がでないと意味がない），成果を出すためには何をしてもいい，というふうにもとらえられます。成果だけではなく，「そのために，声かけを続けていたもんね」，能力だけではなく，「毎日練習してたもんね」と過程や努力も重視します。たとえ，その時に思った結果が出ていなくても，ここまでの取り組みに意味があったと思えるし，それがこの先にもつながるのです。

4. 勝ち負けだけではなく，貢献や協力にも注目しましょう

　3の過程や努力の重視にも近いですが，勝負に勝てば何をしてもいいのではありません。教育の目的は，自立できることと，人と協力できるようになることです。「協力してくれて助かった。ありがとう」を伝えることで，貢献感がアップし，協力する力が育ちます。

　また，チームには目立つ存在だけではなく，目立なくても，縁の下の力持ち的な存在の人もいますよね。その人たちにも，しっかり貢献を伝えることで，「評価されなきゃ」ではなく，目的のために「貢献・協力」できるチームになっていきます。

5. 成功だけを認めるのではなく，失敗も受け入れましょう

　うまくいったことだけを認めていると，うまくいかなかったら意味がないと感じてしまいます。ましてや，失敗をとがめると，失敗しないことに意識が行き，チャレンジしなくなってしまいます。不完全である勇気をもって，チャレンジを続けるから，成長が待っているのです。ですので，失敗しても

その過程や努力に注目して伝えましょう。

　例えば，「離職率は下がりませんでした」と言う看護師長が，「あんなに面談していたのに。どんな話をしていたの？　関わりが悪かったんじゃない」と言われたら，何かに取り組もうという意欲は削がれるんじゃないでしょうか。

　そうではなく，「結果は残念だったね。でも，どんなに忙しくても，ちゃんと時間をとってスタッフに向き合う姿に，私も勇気をもらったわ。続けていけば良くなっていくと思う」と勇気づけたうえで，さらに良くするための考えを聞いたり，一緒に考えたりすればいいのです。

6. 他者との比較ではなく，個人の成長を重視しましょう

　「このメンバーの中で一番成長したね！」は，嬉しいかもしれませんが，ともすると対立を煽ったり，他のメンバーを見下げるような方向の関わりになるかもしれません。また，成長速度には個人差があります。他人の成長はコントロール外です。意識を向けるのは，コントロールできること，すなわち自分の行動です。そして，比較する対象は，誰かではなく，過去の自分です。過去の自分と比較して，いかに成長したかに意識を向けましょう。

　例えば，「このチームで一番採血がうまくなったね」ではなく，「3か月前より，採血がうまくなったね」と伝えるとよいでしょう。

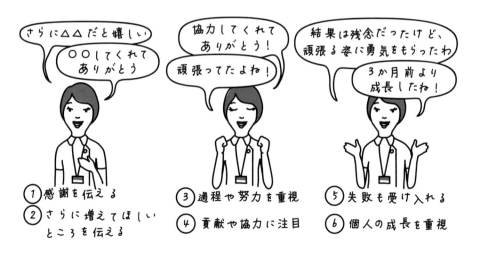

7. こちらが評価・判断・分析・解釈するのではなく，相手の評価・判断・分析・解釈を聞く。そして，相手の判断にゆだねましょう

　「あなたは，努力をしていない」「あなたの実力では無理だ」「どうせこう考えているんでしょう」と相手の言動に対してこちらが評価・判断・分析・解釈するのではなく，そのことについて，「どう思っているのか？」「どう感じているのか？」と相手の考えを聞きましょう。そのうえで，「どうしたいか？」の判断をゆだねましょう。これが主体性を引き出すコミュニケーションです。

　例えば，スタッフが企画書をもってきたとします。

スタッフ「次年度のグループ会の企画書ができました。」

師長　「60点の出来ね。もっとわかりやすい表現にして去年と何が違うのか明確にしないと。それと，○○と××に関しても…。」

　こんなふうに上司として，評価判断をすることも役割としてはあります。しかし，

師長　「あなたは，この企画書の出来ばえをどう感じているの？」

スタッフ「全体の構成としては，わかりやすく筋道が立っていると思います。でも，ちょっと今年度の企画とだぶるところがあってどうしたものかとも思っているんです。」

師長　「たしかに，私も全体的にはわかりやすくていいと思う。だぶるところがあるっていうのは，具体的にはどのあたりでそう感じるの？」

　というように相手の評価・判断・分析・解釈を聞いたうえで，今後どのようにしたらいいと思っているのかを問いかけます。そうすると，勇気をくじかないだけではなく，自分で考えて行動をするサポートができます。もちろん必要とあれば，協力関係のもと，適切なアドバイスもしていきましょう。

8. 否定的な言葉ではなく，肯定的な言葉を使いましょう

　言葉にはエネルギーがあるので，発した側にも受け取る側にも影響を及ぼします。肯定的な言葉なら肯定的な気持ちや自己認識を助長しますし，否定的な言葉なら否定的な気持ちや自己認識を増長させることになります。その

ため，

　「あなたは，頑固だ」より，「あなたは強い意志をもっている」

　「あなたは，神経質だ」より，「あなたは，しっかりと計画する」

のように，なるべく肯定的な言葉を使うように意識しましょう。

　例えば，「私は，要領が悪いので患者さんを待たせてしまうんです」と言う

スタッフに対して，「要領が悪いなら，人の5倍，10倍努力しなさい」とい

う励ましも，時には悪くはないかもしれません。しかし，叱られた気にな

り，勇気がくじかれるかもしれません。もともと勇気がくじかれているスタ

ッフなのですから，叱られたと感じることで，次から相談をしづらくなる

のがオチです。

　それでは，このように言えばどうでしょうか。「要領が悪いと思っている

のね。私は，関わりが丁寧だと思っているわ」と言われた方が勇気が湧きそ

うです。本人が欠点だと思っている（否定的にとらえている）部分に，違う側

面から肯定的な光を当てるのです。このことで，勇気が湧きます。そのうえ

で，患者さんを待たせないためにはどうすればいいかしらと，本人に考えて

もらいます。自己決定を援助するのです。

9. あなたメッセージではなく，私メッセージで伝えましょう。

　11章でご紹介した通り，「あなたはこうしたほうがいい」「あなたはこうす

るべきだ」よりも，「私は，こうしてもらえたら助かる」「私は，こうしてもら

えたら嬉しい」と伝え，さらに理由も伝えましょう。詳しくは11章（▶158

ページ）をご覧ください。

10. 正論として言うのではなく，意見として言う

　正論は時として勇気をくじくことがあります。正論ではなく，意見として

伝えましょう。

　「看護師として，当然，やるべきことよ」（正論）としてではなく，「（私は）

看護師として，当然，やるべきことだと思う」（意見）として伝えましょう。

　正論は，間違いではないからこそ，相手を追い込む可能性があります。絶

対的な考え（正論）としてではなく，1つの考え方（意見）として伝えることで，

相手が受け取りやすくなります。人によって様々な意見があって当たり前で

す。自分の意見も相手の意見も大切にしましょう。

11.「同情」ではなく「共感」を

例えば，事故で家族を亡くした人や貧困で困っている人に，「かわいそうに」と声をかけるのは同情です。同情は，縦の関係による上から目線ですので気をつけなければなりません。

共感は，相手の人がどれほどつらいのか，悲しいのか，その人の気持ちに寄り添って聴くことです。

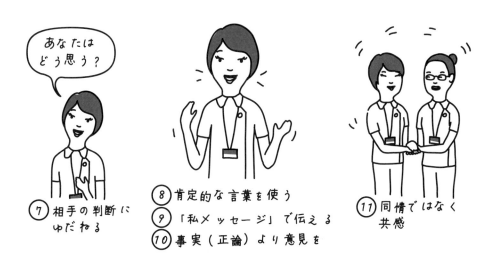

あなたは
どう思う？

⑦ 相手の判断に ゆだねる

⑧ 肯定的な言葉を使う
⑨「私メッセージ」で伝える
⑩ 事実（正論）より意見を

⑪ 同情ではなく 共感

▽▲▽

山原「皆さんは，これまでずっと周りのスタッフや患者さんを勇気づけてきました。」

山原看護部長はみんなを見回し，語りかけた。

山原「そんな皆さんの姿を見たり聞いたりして，実は私が幸せな気持ちになり，勇気づけられていたんですよ。ありがとうね。」

自分を勇気づけられること

山原「アドラーは，『あらゆる人があらゆることを成し遂げることができる』

と言ったそうよ。問題は，課題に取り組む勇気がくじかれていること。逆にいうと，『勇気があれば，何でもできる！』ということだと思うの。『元気があれば，何でもできる！』みたいに。みんなで，さらに勇気の循環を起こしていきましょう！！！！！」

「勇気があれば，誰でも何でもできる」という考えに，研修の参加者全員がワクワクした。

山原は，おもむろに赤いタオルを取り出し，首にかけた。

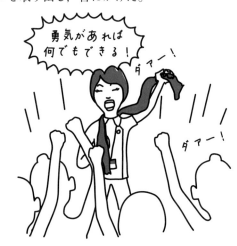

山原 「それでは，皆さん。お手を拝借。『勇気があれば，何でもできる！』いくぞー！　1・2・3！」

全員 「ダァ〜！！！！！」

看護師長たちは，山原看護部長の勢いに飲まれて，雄叫びとともに拳を天に突き上げた。部屋中に笑いとワクワク感が充満していた。

引用文献
1）平本あきお，前野隆司：アドラー心理学×幸福学で幸せをつかむ！　幸せに生きる方法．ワニブックス，2021．

参考文献
• アルフレッド・アドラー著，岸見一郎訳：勇気はいかに回復されるのか．アルテ，2014．
• 岸見一郎，古賀史健：嫌われる勇気—自己啓発の源流「アドラー」の教え．ダイヤモンド社，2013．
• 野田俊作：アドラー心理学トーキングセミナー続　勇気づけの家族コミュニケーション．アニマ2001，1992．

見守る勇気と
コーチングマインド

　音無は，新人看護師の新井の様子が気になった。どうも他のスタッフから浮いているのである。ミスがだんだん増えていて，周りから"足を引っぱる存在"のように見られているのだ。周りのスタッフもはじめは慣れるまで仕方がないと見守っていたが，今では，「また新井さんか」と呆れたような目で見ているのが明らかだった。新井に対しての当たりが強くなってきたため，新井も日に日に自信を失い，挙動不審になっている。それがまた周りを苛立たせてしまうという負のスパイラルに陥っていた。

　音無は，日々のタスクに追われるスタッフたちに対して，「みんなで温かく見守ろう」とは言えずにいた。むしろ，皆で温かく見守っていた結果が今なのだ。

　教育係の大木主任も困っているようだった。今年異動してきた大木主任は，仕事もよくできて真面目なのだが，指導が厳しくて有名だった。もちろん，プロとしての仕事への厳しさは必要だと思うが，その厳しさが理由でつぶれていった後輩がいることも聞いていた。

▼▲▼▲▼

　「大木さん，調子はどう？」音無は，大木主任に話しかけた。
　「新井さんは，うちの病棟に合っていないんだと思います。何度言っても，自分から質問してこないし，同じミスを繰り返して。どう指導したらいいかわからないんです！」と大木は語気を荒げた。
　その時は，大木をねぎらうにとどめ，音無は，あらためて面談時間をとった。

音無の変化（主任にコーチング）

　大木との面談の日が来た。普段から表情の乏しい音無は，山原看護部長から学んだことを思い出して，"明るい表情，雰囲気"と書いたメモを見える位置にこっそり置いていた。

音無　「大木さん，あらためて新井さんのこと，聞かせてもらえますか？」

　音無の言葉に，大木は機関銃のように言葉を発した。

大木　「ミスがあった時は結構時間をとって振り返っているし，わからないことがあったら質問するようにって何度も言っているんです。それにもかかわらず，何も質問してこずに，また，同じようなミスをしちゃうんです。」

　それからしばらく，大木は，新井のどこがダメなのか。いかにダメなのかを音無に話し続けた。ひとしきり大木が話し終えたあと，音無は問いかけた。

音無　「大木さんにとって，何が嫌だったの？」

大木　「ミスすることは仕方ない。でも，何も聞いてきてくれないのが嫌なんです。」

　眉間に皺を寄せながら，大木が言った。音無は，ゆっくりと問いかけた。

音無　「どうして，それが嫌だったんですか？」

　しばらく沈黙のあと，

大木　「力になれないから……。」

　大木は自分が発した言葉に驚いているようだった。音無はそんな大木の様子に気づき，一呼吸置いて問いかけた。

音無　「大木さん，本当は新井さんにどうしてほしかったんですか？」

大木　「本当は，頼ってほしい。力になりたいんです。」

　大木は，先ほどの怒りではなく，訴えかけるように言葉を絞り出した。

音無　「大木さんは，新井さんの力になりたいんですね。」

音無の言葉に

大木 「はい。そうなんです！　そんなふうに思っていたなんて自分でも驚きました。でも，そうなんです。」

▼▲▼▲▼

音無 「大木さん，もしよかったら，新井さんとどんなふうに振り返ったのかを，私と振り返ってみませんか？」

　音無は大木を誘ってみた。大木は快諾し，新井の「点滴交換の患者と，検査に行かなければならない患者のどちらを先にケアすべきか，その優先順位をつけられなかったという問題」に関して振り返った。

・大木が新井にどう接したのか？
・大木がその時，どんなことを考えていたのか？　どんな気持ちだったのか？どんな口調で話していたのか？
などを音無が質問した。すると，

大木 「どうしてこんなことわからないの？　と思ってイライラしました。」

　そして，強い口調で，「どこがダメだったのか？　どうダメだったのか？なぜ，ミスをしたのか？」について質問をしたことが再現された。

　次に，大木には新井になりきってもらい，音無が大木の口調で大木の発した質問を再現して聞いてもらった。すると，

大木 「怖い…。私，プロとして厳しくって思っていたけど，度々，こんなふうに言われると，質問じゃなくて詰問になっていますね。返事もどうすればいいのか，すごくハードルが高く感じます。ダメなところばかり話されて，どんどん自信がなくなっていくのを感じました。そんなつもりじゃなかったんだけど。」

大木が小さい声で感想を言った。

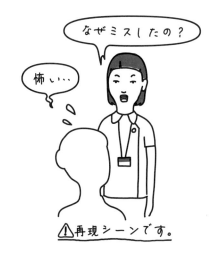

⚠再現シーンです。

音無 「新井さんだったら，ミスした時，大木さんにどんなふうに振り返って
もらえたらよさそうですか？」

大木 （新井の立場で）「う〜ん。少なくとも，その表情とか口調でダメなとこ
ろを聞かれると尋問みたいなので，表情と口調は優しくしてもらいたい
ですね…。ミスしているから主任がそうなるのもわかるけど，ミスして
しまったという罪悪感は言われなくても感じているから。それを責めら
れたら萎縮しちゃいます。」

音無 「なるほど〜。どうしたら，振り返りの時に表情や口調を変えられそう
ですか？」

大木 （新井になりきって）「一旦，そこから離れて，深呼吸して，鏡の前で笑
顔をつくってみます。」

音無 「良いアイデアですね！ じゃあ，次，新井さんがミスした時，やってみ
てどうだったか教えてくださいね！ ミスはない方がいいけどね。」

音無は笑顔で大木と振り返りの約束をした。そして，音無は続けた。

音無 「大木さんは，新井さんに頼ってほしい。力になりたいって言っていま
したよね。」

大木 「あっ，はい。」

返事をする大木に，音無は優しく問いかけた。

音無 「大木さんは，新井さんがどうなってくれたら嬉しいですか？」

大木は，しばらく内省して答えた。

大木 「一人前の看護師になってほしいです。看護の楽しさ，喜びを感じてほ
しいです。」

音無 「素敵ですね！　私が新人の立場だったら，たくさんのタスクを抱えな
がらも，そんなふうに自分のことを大切に思ってくれる先輩に出会えた
ら幸せだと思います。」

満面の笑みで音無がかけた言葉に大木は涙ぐんだ。

大木 「音無師長と話していると，怒っている自分なんて本当は嫌だったこと
を思い出しました。でも，指導する役割だから仕方がないって思い込ん
でいたんです。本当は純粋にスタッフの成長を願っていた自分に，立ち
戻れました。今までも，他の師長に『言い方がきつい。あなたがスタッ

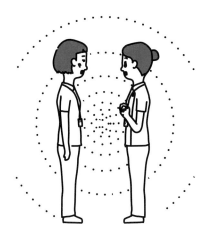

フをつぶした』って責められてつらかったんです。でも，その指導の仕方しかわからなかったんです。どうしたら，私も音無師長みたいになれるんでしょうか？」

大木の言葉に音無の顔が紅潮した。

音無「えっ，えっ。」

元来，人見知りの音無は，熱血ドラマのようなシチュエーションに慣れていなかった。

音無「私もつい最近までこういうやり方は知らなかったんです。だから，できなかったんです。今も練習中だけど。」

そう言いながら，山原看護部長の研修で学んだコーチングマインドのことを話した。

▼▲

問題が発生した際に，「何が原因でそうなっているのか？」という思考で問題解決をする考え方があります。これを原因論と呼びます（▶5章，85ページ）。そして，本当はどうなっていたいのか，という考え方が目的論でしたね。

以降，原因論的な思考で振り返りをした場合と，目的論的な思考で振り返りをした場合の事例です。新人の新井さんと大木主任の会話で見ていきましょう。

原因論的な思考での振り返り

新井「○○の時に××な対応をしたら，患者さんが怒り出しました。」

大木「えっ！　どんな対応をしたの？」

新井「あっ，あの…。患者さんに検査に行ってもらう時に，検査説明をしようとしたら，隣のベッドの患者さんの点滴交換をしなきゃいけなくなったので，その交換をしながら検査の話をしてしまったんです。ついでの

ように検査の手順の説明をしたのが気にさわったんだと思います。」

大木　「なんでそんな対応をしたの!?」

新井　「優先順位がつけられなくて…，焦ってしまいました。」

大木　「どうしてできないのかな。」

新井　「私の能力不足です…。すみません。」

現場検証（何が起きたのか？）をしてみましょう。

「どこがダメか，なぜできないのか」を意識した振り返りだと，結局，相手は責められたように感じ，自己防衛的になったり，自分の能力がないからダメだという展開になったりしてしまいました。

目的論的な思考での振り返り

同じことに対して目的にフォーカスすると，次のように進行します。

新井　「〇〇な対応をしたら，患者さんが怒り出しました。」

大木　「そうなんだね。どんな対応をしたの？」

新井　「患者さんに検査に行ってもらう時に，検査説明をしようとしたら，隣のベッドの患者さんの点滴交換をしなきゃいけなくなったので，その交換をしながら検査の説明をしてしまったんです。」

大木　「そうしたら，どうなったの？」

新井　「検査の患者さんが，邪険に扱われてるって怒ってしまって。」

大木　「そうなんだ。その時，どんな気持ちだった？」

新井　「悲しかったです。だって，患者さんをそんな気持ちにさせてしまった自分も嫌だったし，邪険になんて思ってないし。」

大木　「そうか。新井さんは，患者さんがどうなってくれたらよかったの？」

新井　「病院にいる時は，安心して治療に専念してほしいし，できるだけ気分良く過ごしてほしいんです。」

大木　「新井さんは，患者さんにそんなふうになってほしいのね。素敵ね。他の患者さんの点滴の処置をしながら別の患者さんに検査の説明をしたのは，どうしてなのかな？」

新井　「優先順位をつけられなかったのですが，どちらの患者さんも待たせた

くなかったんです。」

大木 「そうか。やってみてどうだった？」

新井 「結果，大切にされていないって思わせてしまい，患者さんに嫌な思いをさせてしまいました。」

大木 「次に同じシチュエーションがあったらどうしたらいいと思う？」

新井 「まずは，どちらが急いでいるかを考えて，患者さんに少し待ってもらえるなら，そのことをしっかり伝えてから対応しようと思います。そして，話す時も背中を向けてではなくて，少なくとも顔を見せて笑顔で話します。」

大木 「いいね！　じゃあ，次やってみてどうだったか教えてね。」

- 同時に対応したことの目的→患者さんを待たせない
- 患者さんへの看護の目的→安心してできるだけ気分良く過ごしてほしい

　ミスした新井さんは，患者さんへの対応ができない人ではありません。優先順位がつけられずにうまくいかなかったかもしれませんが，話を聴くことで，新井さんの目的が明らかになりました。ミスをして仕事ができない人ではなく，理想のために行動していたわけです。

　「次は何ができるのかを考え，それを行動に起こし，また，検証する」，このように PDCA サイクルを回していくと，自分で目的を考え，次の行動を考え，実際に行動するという力が育ちます。ちなみに，行動してみてからの振り返りは，3章(▶54ページ)で紹介した通り，良かったところ，できたところを中心に振り返り，さらに良くするためにはどうしたら良いかを考えるという手順です。

▼▲▼

碇の変化（見守る勇気）

スタッフの考える力を引き出す（指示待ちへの対応）

　碇看護師長は，井山主任のことが気になっていた。

　井山は真面目で，言われたことはしっかりとやり遂げ，仕事もできる。しかし，自分で考えられないというか，「○○に関しては，どうしたらいいですか？」「次は，どうしたらいいでしょうか？」という具合に，指示や答えを求めてくるのだ（表 epi-1）。

　井山に限ったことではなく，指示を仰ぎ，すぐに答えをほしがるスタッフはたくさんいた。それは，必ずしも悪いことではない。伝えたことを実行してくれて助かるし，これでいいのかと確認してくれるので，安心ではあった。

　だが，このまま指示を続けないといけないのかと思うと，碇にはそれが負担だった。何より，自分がいなくなった時に，病棟が機能するのかが不安であった。

　そんな時に，山原看護部長が話していた言葉を思い出すのだった。

山原　「コーチングは，主体性を引き出すツールでもあります。自分で考えて，行動し，その責任を負えること。つまり，自立の支援をするのが，コーチングの特徴です。」

　この言葉は，碇にとって大事なタイミングでおりてきた。今までは，大変だけれども全て自分が把握し，指示を出したいと思っていた。勝手なことな

表 epi-1　指示や答えを求める人・求めない人のタイプ

求めすぎるタイプ	・失敗したくない
求めないタイプ	・聞くのが怖い ・聞く必要を感じていない ・何がわからないか，わからない

どしてほしくなかった。しかし，研修で学んだように，コーチングマインドを意識して関わってみるとスタッフたちの変化が目の当たりにできた。もしかすると，これまでの自分はスタッフのことを過小評価していたのではないかと感じるようになっていた。スタッフたちは，碇の想像を越えた存在なのだとさえ思うことが増えてきた。指示命令は管理職のあるべき姿として必要だからしていたと思っていたが，本当はスタッフのことを信頼できていなかった自分に気づいたのである。

　碇「スタッフたちの考える力を引き出すには，どうしたらいいですか？」
　碇は部長室に出向き，山原に現状を話して質問した。
　山原「碇さん，質問してくれて嬉しいわ。スタッフたちの可能性を信じている碇さんに，感動しちゃった。」
　山原からは，あらゆる角度で勇気づけの言葉が返ってくる。そして，井山主任の事例を挙げながらレクチャーした。
　山原「『どうしたらいいですか？』にすぐに答えるのではなく，『どうしたいと思っているの？』と本人の考えを聞いてみてほしいの。そして，そうしたい理由，どうしてそう考えているのかを問いかけてみると，それだけで，自分の考えに気づき，考えることが始まるのよ。
　　コーチングの基本の考え方を思い出して。
　　・○○に関して，どうなったらいいか？（理想の状態）
　　・そのために，どうしたらいいか？（方法）
　それを問いかけて，本人が考えたことをやってもらう。そして，検証して，ブラッシュアップを繰り返す。それだけなのよ！
　　ポイントは，あなたから見て，本人の考えが50〜60点だったとしても100点の答えを教える必要はないの。それをするから，考えられなくなっちゃう。50〜60点の考えでも，自分で考えて，やってみて，体験から学ぶこと。それこそが大切なの。管理者が"見守る勇気"をもつことよ。
　　もちろん，医療事故につながりそうなことや，時間やお金，生命などに大きな損害を与えそうなことは，見守らずにすぐに話し合うことが必要なのは言うまでもないわ。

あと，緊急事態の時も，『どうしたい？』なんて言っている余裕がないから明確な指示もね。その時々に応じて，どのコミュニケーションをとるかを理解し，選べることが大切ね。」

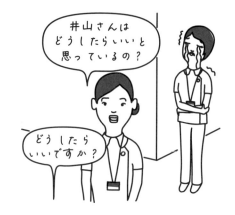

▼▲▼▲▼

そして，翌日。

井山からの「どうしたらいいですか？」に寄り添いつつ，「井山さんはどうしたらいいと思っているの？」と問いかけている碇の姿があった。

「え〜っと…」すぐに答えが出ない井山を，温かく見守る碇の姿を見かけた山原は，「大丈夫ね」と独り言を言いながらその場を立ち去った。涙が溢れ，ナイアガラの滝になっていたからだった。

▼▲▼▲▼

また別の日。別の病棟会議では，羽下看護師長が管理する病棟の会議で主任が反対意見を述べていた。

主任「それは違うと思います！」

羽下は，強めの口調で話す主任を威嚇するでも正論をぶつけるでもなく，柔らかな表情で問いかけた。

羽下「どうしてそう思ったのか，もう少し詳しく，聞かせてくれるかな？」

語り出す主任の言葉に，しっかりと耳を傾けていた。そして，

羽下「なるほど。それは大切な視点だと思いました。ただ，私はスタッフの自由度も大切にしたいんだ。なぜなら…。」

羽下自身も自分の意見を伝えていた。

会議のオブザーバーをしていた山原は，「はねっかえりの羽下さんが，天使の羽で包み込むような対話しているなんて…。最高の上司じゃん」と，心の中でつぶやきながら，またもや溢れ出しそうになる涙を止めるのに必死だった。

このように，管理者がスタッフに，また管理者同士が時に寄り添い，勇気づけ合っている姿は，白壁病院では当然の風景になっている。

　師長たちから山原への，スタッフに関する相談がなくなったわけではない。特筆すべきは，スタッフの成長や変化を喜ぶ声が格段に増えていることだ。そして，スタッフからも人間関係の悩みだけではなく，上司や先輩，一緒に働く仲間への感謝を耳にするようになった。

　「すべての悩みは対人関係の問題である。すべての喜びもまた，対人関係の喜びである。」[1]

　本当にそうよね！

　山原は，今日も病棟をラウンドするのだ。そこには，たくさんのプチハッピーがあるから。

人は変われる。組織も変われる。

変わろうと決心し，行動する勇気さえあれば。

─ Column ─

組織の変革は，たった1人から始まる

　「組織風土を変えたい」との要望で，経営者や管理者に関わることがありますが，スタッフの方から同様の依頼を受けることもあります。役職者は裁量が大きいので，変革のスピーディーさやパワフルさはあります。しかし，数年目のスタッフが，たった1人で声かけから始めて，ギスギス責め合っていたチームが信頼し，協力し合えるチームに変える姿をたくさん見てきました。

　組織の変革は，必ずしも上層部から起きるとは限りません。理想を掲げ，行動する勇気を持った"たった1人"から始まるのです。

　アドラーはこんな言葉を残しています。

　「誰かが始めなければならない。他の人が協力的ではないとしても，それはあなたには関係ない。わたしの助言はこうだ。あなたが始めるべきだ。他の人が協力的であるかどうかなど考えることなく。」[2]

あなたがこの本を手に取り，何かを実践した瞬間から，自分と周りの人が（より）幸せになる組織への変革が始まっているのです。

引用文献

1）岸見一郎，古賀史健：幸せになる勇気．p.178，ダイヤモンド社，2016.
2）前掲書1）．p.216.

参考文献

- アルフレッド・アドラー著，岸見一郎訳：勇気はいかに回復されるのか．アルテ，2014.
- 野田俊作：アドラー心理学トーキングセミナー続 勇気づけの家族コミュニケーション．アニマ2001，1992.

おわりに

　本書を出版させていただくにあたり，多くの方とのご縁に感謝申し上げます。

　私がコーチングを仕事としてスタートした頃のことです。
　「やまちゃんがナースステーションに居てくれたらいいのに……」
　コーチングを受けてくれていたある中堅看護師さんがポツリと言いました。
　「どういうことですか？」と私が彼女に問いかけると，
　「看護の目的を見失いそうな時も，自分にとって何が大切か思い出させてくれるし，人間関係で悩んだ時も，関係を良くしていこうと取り組めるし，プライベートで悩んだ時もスッキリして気持ちを切り替えられるし。そんなコーチがナースステーションに居てくれたら，みんなもっといきいきと仕事ができると思うから。看護師を辞めなくてよくなると思うから」。そう話してくれました。私の中にはこの言葉がずっと残っています。

　「もう辞めたい」と悲壮な雰囲気で来られた看護師さんでも，看護師をやっていてよかったと感じたエピソードを聞くと，患者さんとの関わり，患者さんの言葉，患者さんの表情を思い出して，涙を流しながら「私，看護が好きです」と話されます。私は，そんな看護師さんたちの姿に胸が熱くなります。こんな素敵な人たちが人間関係で辞めていくなんて嫌だと，心から思っています。

　看護師さんがコーチングを受けてくださることや学びに来てくださることが増え，あらためて人間関係の悩みが多いことを実感しました。一方で，その部分が良くなることで，自分だけではなく周りもいきいきと仕事ができるようになる。看護の喜びを感じながら働けるようになる。そういう姿をたくさん見せていただきました。だからこそ，「人も，組織も変われる」。そう信じています。

勝原裕美子先生は，コーチングを受けて，学んで，実践してくださり，「看護管理者にコーチングが必要だ」といつも応援してくださっています。また，私の想いを知り，一緒に学会への登壇や，医学書院『看護管理』誌での連載「明日を変えるコーチング」を共同執筆する機会をくださいました。数年前までは本を書くなどまったく想像もできませんでしたが，勝原先生が寄り添い，勇気づけをしてくださったおかげで，ここまで来ることができました。

　「明日を変えるコーチング」の連載を担当し，本書の企画に携わってくださった石塚純一さん。本書の担当でわがままを聞いてくださった溝口明子さん，北原拓也さん，医学書院の皆さんには，「面白い！ 気持ちが上がる！ 勇気が湧く！」と執筆段階から勇気づけの言葉をたくさんいただいたおかげで，挫けずに想像以上の素晴らしい作品ができ上がりました。

　私のコーチングの師である平本あきおさん，宮越大樹さんには，コーチに必要な技術だけではなくマインドを育てていただきました。お二人から学んだことを実践し続けた結果が本書です。幸せな人が増え，より良い社会が実現するために，お二人が開発したコンテンツを伝え広げることを快諾してくださる姿に，心理学の採石場と呼ばれたアドラーのスピリッツを感じます。また，岸見一郎先生が対話される姿を通じて，私自身がアドラー心理学を表面上しか理解していなかったことにも気づきました。わかった気にならず，その思想，哲学を深めたいと思い続けています。

　私自身の"コーチングマインド"は，今まで関わらせてくださった，すべてのクライアント様，企業・団体，スクール生の皆さんに育てていただいています。ここにお名前は出しておりませんが，私に出会い，関わってくださったすべての方に，心から感謝申し上げます。

祖母が入院をした際，看護師さんが祖母に「おばあちゃん，体調はどうですか？」と優しく声をかけてくださいました。もしかしたら，医療従事者の方には当たり前のことだと思われるかもしれません。だけど，当たり前のことではありません。大切な人を，大切に扱ってもらっている。それが，どれだけ家族にとって大きなことなのか。それで，どれだけ家族の心が救われるのか。

　できていないところを見て，自分や周りを責めてしまう時でも，普段通りのあなたがいるだけで，幸せになっている人がいること。あなたの存在そのものが，誰かに貢献できているのだということを思い出してください。

　本書があなたやあなたの周りの誰かの幸せのお役に立つことを願っております。そして，次は，実際にお会いして，あなたのお話を聴かせていただけることを楽しみにしております。

　最後までお読みいただき，ありがとうございました。

　2023 年 8 月

山之上雄一

索引